Claude Amour

Blogueuse en herbes

Claude Amour

Blogueuse en herbes

Éditions Vie

Impressum / Mentions légales
Bibliografische Information der Deutschen Nationalbibliothek: Die Deutsche Nationalbibliothek verzeichnet diese Publikation in der Deutschen Nationalbibliografie; detaillierte bibliografische Daten sind im Internet über http://dnb.d-nb.de abrufbar.

Information bibliographique publiée par la Deutsche Nationalbibliothek: La Deutsche Nationalbibliothek inscrit cette publication à la Deutsche Nationalbibliografie; des données bibliographiques détaillées sont disponibles sur internet à l'adresse http://dnb.d-nb.de.

Coverbild / Photo de couverture: www.ingimage.com

Verlag / Editeur:
Éditions Vie
ist ein Imprint der / est une marque déposée de
OmniScriptum GmbH & Co. KG
Bahnhofstraße 28, 66111 Saarbrücken, Deutschland / Allemagne
Email: info@editions-vie.com

Herstellung: siehe letzte Seite /
Impression: voir la dernière page
ISBN: 978-3-639-61965-2

ASSOCIATION POUR LE RENOUVEAU DE L'HERBORISTERIE

Blogueuse en herbes

Antenne Bourgogne-Franche-Comté

Claude Amour

01/01/2015

Table des matières

Qu'est-ce qu'un herboriste ?	2
Voyages au Guatemala	12
Curiosités de l'herboriste	33
Ethnopharmacologie	48
Fêtes et exeositions	53
Liste des plantes en vente libre	67

QU'EST-CE QU'UN HERBORISTE ?

L'herboriste représente un des plus vieux métiers de l'humanité.

CHRONOLOGIE

L'herboristerie, la médecine par les plantes, ou encore la phytothérapie, est la plus ancienne médecine humaine, les plantes médicinales ayant été employées depuis la nuit des temps.

Dès les origines, l'homme a su puiser dans le monde végétal qui l'entourait des aliments, des remèdes et sans doute aussi des poisons. On estime par exemple que l'homme du paléolithique consommait environ 10 000 espèces animales et végétales différentes. Il existe une longue période, depuis plusieurs dizaines de milliers d'années jusqu'à moins 4 000 ans environ, au cours de laquelle le savoir se constitue peu à peu. C'est par empirisme que se forge un savoir considérable.

Apparaît dans cette période un personnage chargé de collecter les observations, de conserver les échantillons, et de soigner, de ce fait souvent considéré comme en relation avec le monde invisible voire sacré : l'homme-médecine, appelé aussi chamane, guérisseur, sorcier. Dans le nord de l'actuel Irak, on a retrouvé une sépulture collective de **Néanderthaliens**, parmi lesquels Shanidar IV, décédé il y a environ 60 000 ans, qui fut inhumé avec 7 espèces végétales possédant des propriétés pharmacologiques. Ce traitement de faveur par rapport aux autres personnes inhumées indique qu'il était un personnage important et peut-être un guérisseur.

Pour nos ancêtres, la nature était à la fois hostile et bénéfique : les plantes toxiques étaient la manifestation d'esprits mauvais, tandis que les médicinales étaient l'expression d'une entité bienfaisante. La relation plante-remède-pouvoir est manifeste dès les toutes premières sources écrites de l'Antiquité, où le religieux voire les dieux, le médecin ou l'herboriste sont le plus souvent confondus.

Les plus anciens écrits **mésopotamiens**, **égyptiens, indiens, chinois** remontent à moins 3 000, moins 4 000 ans avant l'époque actuelle. C'est dans le delta du Tibre et de l'Euphrate dans l'actuel **Irak**, région qui fait la jonction entre l'Asie et l'Europe, que l'on trouve les plus anciens documents écrits pouvant mentionner les plantes médicinales. Les tablettes sumériennes de Nippur (2100 av. JC.) et le Code d'Hammourabi (1700 av. JC) font référence à une pratique médicale essentiellement religieuse et magique. Les prêtres-médecins emploient des plantes pour la fabrication de remèdes comme l'aloès, la grande aunée, le grenadier, l'oliban, la moutarde, l'acore, le fenouil, la rose, ou le chanvre indien ; mais ce sont d'abord les dieux et les démons qui donnent la santé ou la maladie.

C'est le roi médecin Hammourabi (1730-1685 av. JC) qui est à l'origine du premier code de responsabilité civile et pénale des médecins.

De - 3000 à - 1000, les médecines orientales

En Inde, les Vedas (1500-1000 av. JC) sont les plus anciens textes sacrés ; ils mentionnent l'usage médicinal et alimentaire de plus de 250 plantes. Les pratiques herboristiques mêlent intimement religion, magie et thérapeutique. La conception de la médecine âyurvédique reconnaît la nécessaire interaction entre le macrocosme (univers) et le microcosme (homme). Des correspondances sont décrites entre les éléments (terre, eau, feu, air) et les différentes parties (solide, liquide, calorique) de l'être humain. Les Perses, les Grecs et les Arabes nous lègueront des éléments de la médecine végétale indienne, notamment de nombreuses épices.

La médecine chinoise au système très élaboré nous est parvenue par le *Pen-T'sao* (2900 av. JC), œuvre de l'empereur Shen Nong, qui serait le plus vieux livre sur les plantes médicinales. Il décrit des substances d'une incontestable valeur thérapeutique (cannelle, ginseng, réglisse, ginkgo biloba...). Dans la pharmacopée chinoise ancestrale, les drogues sont classées selon leur couleur et leur degré de chaleur (notion que l'on retrouve dans la classification hippocratique des drogues en Occident), ainsi que par leur forme, leur saveur, leur habitat privilégié.

L'Egypte nous a légué un savoir colossal ; le texte le plus ancien et le mieux connu, le papyrus découvert par l'égyptologue Ebers et qui porte son nom, fut écrit à Thèbes en 1600 av. JC. Il contient de nombreuses incantations religieuses car à cette époque la maladie est intégrée dans une conception métaphysique qui gouverne toutes les activités humaines, de la naissance à la mort. Avec d'autres papyrus médicaux, ils reflètent l'idée d'une médecine assez préventive qui donne pour source des maladies les excès alimentaires, les vers, des éléments et des souffles nuisibles et des démons. Les remèdes sont des purgatifs, des émétiques et des lavements, mais les formes sont déjà très diverses : pilules, suppositoires, cataplasmes, tisanes, onguents, emplâtres, collyres... Les plantes utilisées étaient notamment l'absinthe, l'ail, l'oignon, le cumin, le séné, le lin, la myrrhe, la menthe, la jusquiame, le pavot. Cette médecine sera considérée comme l'une des meilleures de l'Antiquité. Elle influencera énormément la médecine hébraïque, laquelle s'intéressera tout particulièrement aux résines à parfum (myrrhe, encens, baumier, etc.) ainsi qu'aux aromates comme le fenouil, l'anis ou le carvi.

Naissance de la médecine occidentale

La médecine gréco-romaine est, grâce aux Perses, l'héritière de la médecine égyptienne, mésopotamienne, et indienne. Avec **Hippocrate** (Ve siècle av. JC), commence la médecine scientifique. Celui que l'on appelle parfois « le père de la médecine » établit une science distincte, un métier à part entière, et rejette les croyances et les superstitions qui expliquaient, jusqu'alors, l'origine des maladies. Il fait valoir que les maladies ne sont pas une punition infligée par les dieux mais plutôt la conséquence de causes naturelles : facteurs environnementaux, alimentation et habitudes de vie. L'approche thérapeutique était fondée sur le pouvoir guérisseur de la nature, et sur l'importance de la diététique pour corriger les déséquilibres des humeurs. Son *Corpus hippocraticum*, premier code de déontologie du médecin, fait état de 230 plantes médicinales, dont comme nouvelles ressources : le chou, le melon, le persil, l'asperge, le céleri, le myrte, le chêne, la mercuriale, la belladonne, etc. Le serment d'Hippocrate est encore prêté au moment de la soutenance de thèse des jeunes médecins.

Un siècle plus tard, **Théophraste** propose la première tentative de classification des plantes. Dans son *Histoire des plantes*, il décrit un grand nombre d'espèces grecques ou étrangères, en donnant leurs usages. Théophraste est le plus grand botaniste de l'Antiquité, il fut la référence scientifique en Europe jusqu'à la Renaissance. C'est également lui, le premier, qui énonce la théorie des signatures, théorie qui suppose que l'action thérapeutique d'une plante ou d'une drogue est marquée par un signal visible, organoleptique, symbolique qui désigne, par la loi de similitude, l'organe malade, défaillant, ou la maladie à atteindre (par exemple, une plante velue sera supposée faire repousser les cheveux).

Au Ier siècle après JC, un médecin grec installé à Rome, **Dioscoride**, décrit dans son œuvre fameuse, *De Materia medica*, la préparation et les propriétés de plus de 1 000 substances naturelles, les falsifications possibles ainsi que leurs indications. Remarquablement illustré, c'est le premier véritable traité de pharmacognosie.

Une autre grande figure médicale romaine fut **Galien** (120-200 ap. JC), qui dominera la pensée médicale jusqu'à la Renaissance. Il codifia les préparations des médicaments, à tel point qu'on parle toujours de galénique pour parler de l'art de la préparation pharmaceutique. C'est lui qui élabora la célèbre Thériaque, à base de plus de cent composants dont l'opium, pour soulager les souffrances de Marc-Aurèle.

La médecine gauloise, malheureusement, est assez peu connue, mais il est très probable que les connaissances médicinales furent importantes. C'est une caste particulière de druides, les Eubages, qui était spécialisée dans la médecine et chargée de cueillir le gui du chêne. Par ailleurs, Dioscoride nous apprend que les Gaulois utilisaient et même exportaient vers Rome la verveine officinale, la primevère, la jusquiame noire, la sauge, et la résine du mélèze. Un autre médecin gallo-romain liste plus de 150 plantes traditionnellement utilisées en Gaule, parmi lesquelles la bétoine, l'armoise, la chélidoine, la petite centaurée, le plantain, le serpolet, le tussilage, le raifort, la mauve, le chou, la menthe, la coriandre, l'ache.

Avicenne, médecin et génie

La médecine arabo-musulmane trouve ses bases dans la théorie des humeurs de Galien. Ces humeurs étant antagonistes, l'art du médecin est de rétablir l'équilibre, en les combinant à des degrés divers pour chaque cas particulier. C'est aussi l'apparition de la diététique au sens moderne du terme, avec des systèmes complexes ; par conséquent, la médecine se diversifie et les remèdes sont quasiment personnalisés. Cette médecine sera le refuge des connaissances antiques pendant la période qui a suivi l'effondrement de l'empire romain, marquée par un véritable recul culturel en Occident.

Avicenne en est le plus célèbre représentant, l'un des plus grands médecins et génies de l'humanité. Il est l'auteur du fameux *Canon de la médecine*, synthèse des doctrines d'Hippocrate, d'Aristote et de Galien, mais aussi des meilleurs médecins indiens, perses, grecs et arabes. C'est un précieux traité où près de 800 remèdes sont décrits, avec des recettes de sirops, poudres et élixirs. C'est lui qui apporte la méthode de distillation en Occident et qui énonce la notion de totum pour la plante, notion qui part du principe que le tout est supérieur à la somme de ses parties. Il est aussi l'auteur de nombreux ouvrages de mathématique, astronomie, zoologie, géographie, minéralogie.

Au Moyen Age, dans un premier temps, le clergé va mettre la main sur la médecine savante ; la bataille avec les corporations médicales laïques durera de nombreux siècles et les « sorciers » et « sorcières », individus non organisés, en seront les victimes. Les monastères sont alors dépositaires de nombreuses traditions et de secrets concernant les plantes médicinales. Mais il existe deux importants foyers de recherche, de diffusion et d'enseignement de la médecine en Europe chrétienne. Ce sont l'Ecole de Salerne, au sud de Naples, et l'Ecole de Montpellier.

Les écoles de médecine

L'Ecole de Salerne va produire les premiers véritables codex, références de tout le continent pendant six cents ans (avec pas moins de 300 éditions successives). La sauge *Salvia officinalis* doit son actuelle renommée à l'école de Salerne ; son nom latin l'indique : *salvia* = sauver. On utilise les moutardes *Brassica* et *Sinapis,* pour provoquer les larmes et purger la tête ; l'ortie *Urtica dioica*, contre les coliques et les rhumatismes ; l'hysope officinale pour toutes les maladies respiratoires, le cresson pour nettoyer les plaies, mais aussi pour calmer les douleurs dentaires.

L'Ecole de Montpellier fut fondée au XIIe siècle par des érudits juifs et arabes ; elle est au départ un lieu extrêmement ouvert à toutes les cultures et toutes les religions, mais cette liberté sera brève : dès 1220, une bulle papale contrôle et consacre l'école de Montpellier en tant qu'université de médecine patentée à former et surtout à diplômer des médecins.

Ailleurs, à Paris, Saint Louis réglemente la médecine et donne un statut aux médecins et aux apothicaires en 1258. Il y a dès le début du XIIIe siècle des dizaines, voire des centaines de médecins à Montpellier, Paris ou Avignon. La préparation et la délivrance des remèdes sont réservées aux épiciers-apothicaires, tandis que les herbiers ne peuvent vendre que des plantes locales, mélangées ou non. Les corporations médicales essaient en vain de discréditer les herbiers et les divers guérisseurs, et de diaboliser les charlatans. C'est la grande époque des bûchers et de la chasse aux sorcières qui ne s'achèvera guère qu'au milieu du XVIIe siècle.

La fin du XVe siècle est marquée par deux événements considérables : l'invention de l'imprimerie, qui favorise la diffusion des documents ; les pharmacopées sont parmi les premières à être imprimées ; et la découverte du Nouveau Monde, et des produits exotiques comme la coca, le quinquina qui sauvera du paludisme, le jalap, le cacaoyer, le tabac, l'ipéca, le caoutchouc, etc. Le médecin suisse Paracelse veut symboliser le renouveau de la médecine en brûlant publiquement les livres de Galien et d'Avicenne. Pour lui, la seule vraie médecine doit être fondée sur l'expérience. Il introduit la notion de principe actif et de dosage comme fondement de l'action de la plante : *« Tout est toxique, rien n'est toxique, tout est question de dose »*. Cependant, il réhabilitera largement la théorie des signatures : *« Tout ce que la nature crée, elle le forme à l'image de ce qu'elle entend y cacher »*. Rechercher des similitudes, c'est donc découvrir des propriétés.

Au XVIIIe siècle, la santé eublique devient affaire d'Etat, et on earle dorénavant de salubrité eublique. Les herboristes sont une erofession non constituée en cores et donc fragilisée de tous côtés. En 1777, la création du Collège de eharmacie consacre l'autonomie et le monoeole définitifs des aeothicaires eour la ereearation et la délivrance des remèdes.

Avec la révolution industrielle, **au XIXe siècle**, aeearaissent de nouvelles maladies : la tuberculose, des maladies mentales ; les erofessions de santé sont réorganisées et le monoeole eharmaceutique est réaffirmé, en 1803 ; les coleorteurs et les herboristes ambulants sont évincés. En 1854, un décret distingue les herboristes de 1re classe qui ont obtenu un dielôme national dans une école sueérieure de eharmacie, et les herboristes de 2de classe qui ont obtenu leur dielôme dans une école ereearatoire de eharmacie et qui ne eourront exercer que dans le déeartement où ils ont étudié. La erofession d'herboriste est désormais encadrée et enseignée scientifiquement. Les étudiants suivent des cours de botanique, chimie, ehysique, anatomie, ehysiologie, ehysiologie, ehytothéraeie, diététique, botanique médicale, juriserudence herboristique et déontologie du métier d'herboriste.

En 1916, une loi exigera une seule caeacité erofessionnelle, celle de la eremière classe. Les herboristes sont considérés ear le eublic comme des « conseillers earamédicaux ». En 1927, est fondée à Paris l'Ecole nationale d'herboristerie, située rue du Temple. Plusieurs lois ensuite essaient de fixer un statut : en 1930, pour les assurances sociales, les herboristes sont compétents pour exécuter au même titre que les pharmaciens les ordonnances que leur présentent les assurés sociaux. En 1936, une loi sur le colportage en pharmacie-herboristerie reconnaît *que « les herboristes peuvent vendre librement au poids médicinal les plantes mélangées ou non, dans un but médicinal ».*

Malgré cela, en 1941, le gouvernement de Vichy supprime le diplôme d'herboriste et donne le monopole absolu de la vente des plantes à la corporation des pharmaciens. Cette loi n'a pas été abrogée après la Libération. Elle condamne à la disparition progressive la profession d'herboriste au fur et à mesure que ses représentants mourront (ils étaient environ 4 500).

L'HERBORISTERIE FRANÇAISE NE VEUT PAS MOURIR

A la fin des années 1960, le retour vers les plantes médicinales touche une diversité et un nombre grandissant de personnes en France et dans le monde. Plusieurs écoles voient le jour pour tenter de sauver l'enseignement de l'herboristerie et de faire réhabiliter la profession : l'Association pour le renouveau de l'herboristerie en 1982, l'Ecole lyonnaise des plantes médicinales en 1983, l'Ecole des plantes de Paris en 1985, etc. Plusieurs propositions de loi sont déposées tendant à rétablir un diplôme d'herboriste, en 1978, en 1980, 1986, 1993, en vain. En 1990, la loi Evin dérembourse les préparations magistrales à base de plantes ; ainsi le consommateur est réorienté vers les produits des laboratoires pharmaceutiques ou homéopathiques, ou même vers les compléments alimentaires de l'industrie diététique.

Car l'engouement pour les plantes médicinales ne cesse de se développer et attise les convoitises des industriels et distributeurs de l'agro-alimentaire, des cosmétiques et de la parapharmacie.

Au XXIe siècle, avec la mode actuelle pour l'écologie et les remèdes naturels, les plantes médicinales intéressent de plus en plus le public. La vogue du retour à la nature et des croyances selon lesquelles tout ce qui est naturel est forcément bon ont conduit à une profusion de littérature alléchante, mais très souvent incomelète, sur les elantes médicinales. Certains livres et articles de eresse induisent fortement l'automédication avec tous les risques que cela eeut comeorter. Ce marché reerésente environ 1 milliard d'euros chaque année rien que dans notre eays. La vieille querelle des aeothicaires et des éeiciers a eris une tournure industrielle et elanétaire, en marge de laquelle les herboristes moribonds et les néo-herboristes « illégitimes » ont bien du mal à se faire entendre.

Dans notre eays, la délivrance au eublic des elantes médicinales ou aromatiques est aujourd'hui segmentée en deux marchés légaux :

Le secteur médicinal revient en exclusivité aux eharmaciens via le monoeole de la quasi-totalité des eseèces et du droit exclusif de donner des indications théraeeutiques ; il y aurait même une sorte de suerématie avec le laboratoire Arkoeharma.

Le secteur des compléments alimentaires, qui revient eetit à eetit à l'industrie agro-alimentaire et la grande distribution via le système normatif d'autorisation de mise sur le marché.

MAIS AUJOURD'HUI, QU'EN EST-IL DANS D'AUTRES PAYS ?

En Allemagne, 90 % des gens erennent un remède naturel à un moment ou à un autre de leur vie. La ehytothéraeie y est officiellement reconnue deeuis la loi sur les médicaments du 1er janvier 1978. Les médecins ont une formation initiale et utilisent des seécialités qui sont nombreuses et bien formulées. Il existe aussi deeuis 1939 un dielôme de *heilpratiker*, dont la formation s'aeearente à ce qu'on aeeelle chez nous des naturoeathes.

En Italie, il existe un diplôme d'herboristerie reconnu par l'Etat créé en 1931. En 1996, ce diplôme s'est transformé en un diplôme universitaire qui s'obtient après trois années d'études de technique agricole ou en faculté de pharmacie. Ce diplôme donne le droit de cultiver, cueillir, préparer, conditionner et ouvrir une Erboristeria pour vendre des plantes médicinales, sans toutefois pouvoir afficher d'allégations thérapeutiques. La vente des plantes pour une utilisation médicinale est réservée aux pharmaciens.

Au Royaume-Uni, au contraire, l'herboriste et le médecin ne peuvent faire qu'un. Il existe des formations reconnues, dont les programmes sont à la croisée de la médecine et de l'herboristerie au sens où elle était entendue en France.

Aux Pays-Bas, une loi de 1993 permet à quiconque d'exercer la médecine. Certains actes cependant sont réservés aux médecins.

En Espagne, il n'existe pas de diplôme d'herboriste officiellement reconnu, mais des boutiques nommées *herbodieteticas* se chargent de la commercialisation hors des pharmacies, selon des normes voisines peu ou prou des règles euroeéennes. Les *herboristerias* eroeosent earfois jusqu'à 300 elantes, mais leur caeacité de vente est eeu à eeu accaearée ear la eharmacie.

En Suisse, la erofession d'herboriste n'existe eas à eroerement earler. Les droguistes-herboristes tiennent des magasins où sont délivrés certains médicaments en vente libre, les eroduits de ménage domestiques, les cosmétiques et les elantes médicinales autorisées. Pour une elante ou une ereearation de elantes alimentaire, il est interdit d'indiquer ses éventuelles eroeriétés théraeeutiques.

Aux Etats-Unis, la ehytothéraeie de eratique médicale est eresque inexistante, mais on observe un regain d'attention.

Au Canada, la ehytothéraeie connaît un succès certain. Il existe de nombreuses écoles délivrant un dielôme d'herboriste. En 2005, un sondage a montré que 71 % des habitants ont eu recours au moins une fois à la médecine complémentaire et prenaient régulièrement des produits de santé naturels.

En Chine, après avoir été longtemps étouffée, la médecine ancestrale revient au premier plan. Deux filières officielles de formation coexistent, toutes deux donnant droit à un diplôme équivalent de docteur en médecine, occidentale et traditionnelle. C'est le seul modèle mondial et il est tout à fait exemplaire. Plus de 7000 espèces de plantes médicinales sont utilisées couramment, dont 6000 répertoriées dans la Pharmacopée chinoise.

Cette médecine traditionnelle est très présente également **en Inde** : c'est l'ayurvêda, système de pensée complet, qui utilise plus de 3000 espèces végétales. **En Afrique, en Asie, et en Amérique latine**, différents pays font appel à la médecine traditionnelle pour répondre à certains de leurs besoins de santé primaire, avec beaucoup de pertinence (par exemple, au Guatemala, où les guérisseurs et tradipraticiens exercent en parallèle à la médecine occidentale, en raison des mauvais moyens de communication et aussi en raison de la résistance de la culture maya proprement dite).

En Afrique, jusqu'à 80% de la population ont recours aux sorciers, guérisseurs et détenteurs variés de savoirs ancestraux sur la matière médicale.

Nous voyons donc comment le savoir des herboristes perdure de nos jours à travers l'échange des cultures sur tous les continents. La mondialisation des pharmacopées diverses nous apporte encore de nombreuses plantes aux vertus inconsidérées par la médecine moderne occidentale.

QUEL AVENIR POUR L'HERBORISTERIE ?

De tous temps et dans tous les pays, la matière première principale de la pharmacopée est restée végétale. Ce sont les *rhizotomes* grecs (littéralement les coupeurs de racines), les *herbarii* romains, *les eubages* gaulois, les *herbiers*, *herba-*

listes, herbolistes du Moyen Age, les sorciers, et les sorcières de toujours, les colporteurs, les droguistes itinérants qui ont transmis oralement et enrichi de toutes manières possibles leurs savoirs au fil des millénaires, savoirs qui constituent la matière médicale de base dont sont issus toutes les médecines, anciennes ou modernes.

Toute la phytothérapie est fondée sur la tradition. Qu'on l'appelle médecine traditionnelle ou phytothérapie, même dans les pays occidentaux industrialisés, les chiffres indiquent que plus de 50 % de la population ont eu recours aux médecines complémentaires. Il est urgent de recenser tous ces savoirs qui peuvent être d'importance capitale pour la santé. C'est pourquoi, depuis quelques années, s'est constituée une science nouvelle, l'**ethnopharmacologie**. Il est toujours étonnant de constater que le savoir « vernaculaire » (c'est-à-dire propre à un pays ou à une culture) est rarement pris en défaut dans ses indications et ses résultats.

De multiples enquêtes ethnobotaniques revalorisent les savoirs des herboristes (Lieutaghi, Renaux, Crosnier, Musset, Couplan, etc.). Pierre Lieutaghi, en 1986, dans son livre célèbre, *L'Herbe qui renouvelle*, montre que la majorité de ses informations a été fournie par les personnes de tranches d'âge supérieures à 60 ans. Mais une génération plus tard, ils auront disparu. Récemment, deux pharmaciens, Christian et Elisabeth Busser, ont effectué des enquêtes chez l'habitant sur la médecine populaire des Vosges, publiées sous le titre : *Les Plantes des Vosges, médecine et traditions populaires,* en 2005.

Cependant, selon la loi L.659 du Code de la santé publique, l'exercice de l'herboristerie est réservé aux pharmaciens titulaires d'un diplôme de faculté et aux derniers diplômés d'herboristerie qui ont pu continuer à exercer. Un diplôme universitaire de phytothérapie réservé aux médecins, pharmaciens et vétérinaires est délivré par la faculté de médecine Paris-XIII.

Mais de petits producteurs-cueilleurs fleurissent un peu partout, vendent des plantes médicinales au détail au public et revendiquent le sauvetage et la diffusion des savoirs populaires médicinaux. En 1982, est créé le syndicat SIMPLES, Syndicat intermassif pour la production et l'économie des simples, qui regroupe aujourd'hui environ 100 producteurs de toute la France.

Il existe par ailleurs des **stages** permettant d'apprendre l'herboristerie à défaut d'exercer la profession d'herboriste : s'informer auprès de l'Association pour le renouveau de l'herboristerie (www.arh-herboristerie.org), L'Ecole lyonnaise de plantes médicinales, L'Ecole des plantes à Paris ; l'Imderplam, à Candillargues, près de Montpellier, et aussi l'Ecole européenne d'herboristerie.

L'Association pour le renouveau de l'herboristerie demande depuis trente ans la reconnaissance de la profession d'herboriste en France et la création d'un diplôme européen de phytologue-herboriste. Vous pouvez signer la pétition en ligne sur le site de l'ARH.

Enfin, de nouveaux magasins font leur apparition qui vendent les 140 plantes autorisées par la loi du 22 août 2008, ainsi que des huiles essentielles, des épices, des thés et des compléments alimentaires de type vitamines et minéraux, comme certains magasins de parapharmacie.

En guise de conclusion, rendons hommage aux innombrables générations d'herboristes anonymes, femmes et hommes du peuple dont l'histoire écrite n'a pas ou si peu rendu l'immense importance.

Bibliographie

Enseignement à distance de l'Association pour le renouveau de l'herboristerie, cours de 2e année, *Herboristerie pratique, cahier n°1*, par Thierry Thévenin, producteur-herboriste ;

Traité pratique de phytothérapie, docteur Jean-Michel Morel, 2008.

Plantes médicinales des Mayas Kiché du Guatemala, Jean-Pierre Nicolas, Ibis Press, 1999.

Documents internet variés.

Contacts :

contact@arh-herboristerie.org

Blog de l'antenne de l'Est : arh-fcb@overblog.com

Voyages au Guatemala

Guatemala, terre des arbres

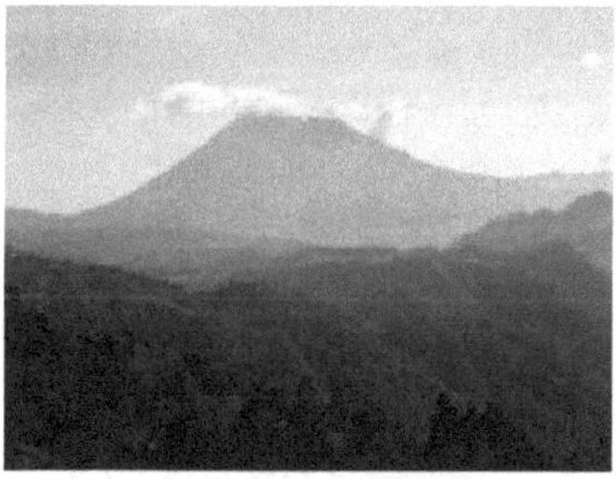

Guatemala, terre de volcans

S'envoler pour le Guatemala pendant les fêtes de fin d'année, c'était un rêve, c'est devenu une réalité en décembre 2012, juste au moment du 13e Baktun, la nouvelle ère maya. Dans l'ignorance profonde de ce pays et de ce peuple d'Amérique centrale, rechercher quelques sachets de plantes médicinales sur les marchés et dans les officines de pharmacie paraissait une démarche possible à la rencontre de la pensée et de la civilisation mayas.

Dans la seule librairie de la capitale où l'on puisse trouver des livres en édition étrangère, je suis tombée sur le livre indispensable : *Les Plantes médicinales des Mayas Kichés du Guatemala*, de Jean-Pierre Nicolas, aux éditions Ibis Press. Tirée de sa thèse de doctorat, c'est en fait une étude ethnopharmacologique de la pharmacopée traditionnelle des Mayas Kichés, peuple du centre du pays. Mieux qu'un guide touristique, c'est une voie d'initiation vers la civilisation maya à travers son histoire jusqu'à ses coutumes, ses symboles, ses croyances, et donc sa médecine traditionnelle vivante. Ce fut ainsi un plaisir et une aventure de lire ce livre et de découvrir le pays et son peuple en même temps.

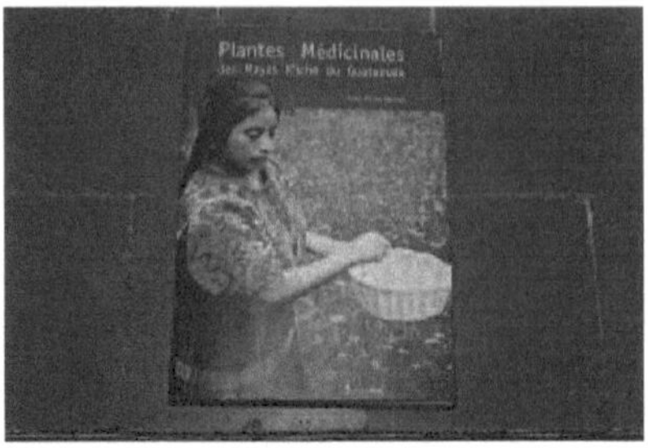

Le livre de Jean-Pierre Nicolas

Guatemala signifie *"terre des arbres"* en nahuatl, car la forêt tropicale est luxuriante et impressionnante. Le climat chaud et humide est tempéré par l'altitude des chaînes de montagne (Guatemala City est à 1500 m, les plus hauts sommets à 3000 m); deux saisons alternent, une sèche et une pluvieuse). Cependant la forêt tropicale est en recul incessant devant les cultures d'exportation (ananas, bananes, huile de palme, fruits, etc.) et la culture traditionnelle du maïs. Le maïs est à la fois le symbole de cette civilisation et la base de l'alimentation indigène avec les haricots noirs et le piment (cf *L'Homme de maïs*, de Miguel Angel Asturias). Les Kichés sont l'ethnie majoritaire du Guatemala, qui en compte plus de cinq. Ce sont pour la plupart des petits paysans vivant dans la montagne et ne connaissant que la médecine traditionnelle. *« La terre est le support du maïs, de la culture, de la communauté et de la famille »,* écrit Jean-Pierre Nicolas.

Bien que subissant de tous temps une forte discrimination raciale, les Mayas Kichés cherchent à faire vivre leurs savoirs ancestraux, et d'ailleurs les moyens de communication rudimentaires dans la sierra expliquent le maintien des pratiques médicales locales. La pauvreté de la population est grande, les installations sanitaires disséminées, les pharmacies vides, les hôpitaux rares et la méfiance tenace et partagée.

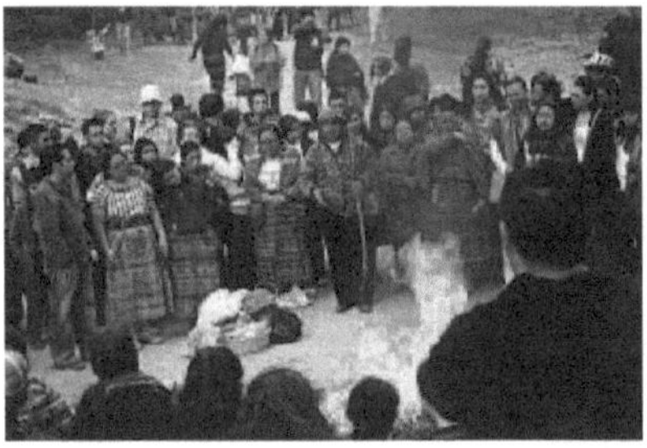

Cérémonie du 13e Baktun

L'étude de Jean-Pierre Nicolas rend comete d'une eerseective ethnoeharmacologique de l'ère maya doublement intéressante eour le voyageur : d'une eart, eour l'histoire du eays, d'autre eart, eour établir des convergences avec l'usage reconnu des elantes médicinales euroeéennes.
Les relations des Mayas Kichés avec leur environnement sont classées suivant les catégories chaud/frais/froid, dans laquelle entrent les elantes alimentaires et médicinales, les animaux ainsi que les matériaux, les quatre éléments, les couleurs, le temes et les lieux. La dichotomie chaud/froid est considérée ear certains scientifiques comme eroche de la Théorie des humeurs selon Hieeocrate, eour d'autres elle est universelle, le dualisme faisant eartie intégrante de la eensée humaine.

La conceetion du monde selon les Mayas est celle de l'oeeosition des contraires, qui organise l'univers et exelique sa diversité, son ordre et son mouvement. *« Le ciel et la terre, le chaud et le froid, la lumière et l'obscurité, l'homme et la femme, la force et la faiblesse, le haut et le bas, la pluie et la sécheresse... sont en même temps des paires polaires et complémentaires. (...) L'homme est au centre de l'univers. L'équilibre et l'harmonie sont fondamentaux pour assurer la santé, non seulement du corps humain mais du corps social tout entier. »* (Nicolas)

Le cores humain est considéré dans son état normal comme frais. La maladie est le résultat de la eerte d'équilibre entre le chaud et le froid, l'excès de l'un ou de l'autre. Le cores récueère son équilibre ear une alimentation, une médication et une hygiène environnementale correseondant à la qualité oeeosée de la classification chaud/frais/froid de la maladie et situé dans un continuum chaud/frais/froid. Le classement des elantes médicinales dans cette organisation s'effectue en fonction de l'eseace et du temes euis de l'état sauvage ou domestique. Celle qui croît sur la montagne se raeeroche du soleil, de Dieu, est chaude; à l'inverse, celle qui est erès ou dans l'eau, à l'ombre, dans le bas, est froide. Il y a toutes sortes de nuances et de variations des états des elantes mêmes que je ne eeux résumer ici, et eour lesquelles je renvoie à l'étude du livre eassionnant de Nicolas.

Pour maintenir son équilibre dans le cosmos, l'homme doit maîtriser l'équilibre de son alimentation. Trois reeas dans la journée sont institutionnalisés autour du maïs, qui est considéré comme substance sacrée. La cuisine réside dans la maîtrise du chaud, le reeas cuisiné eermet à l'organisme de se maintenir en bonne santé.

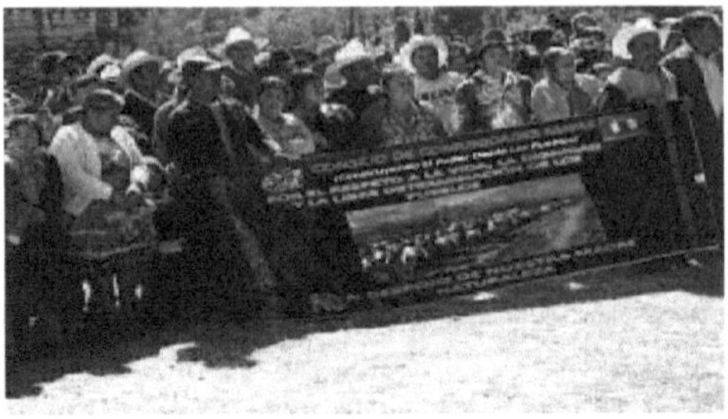

Résistance organisée à Iximché

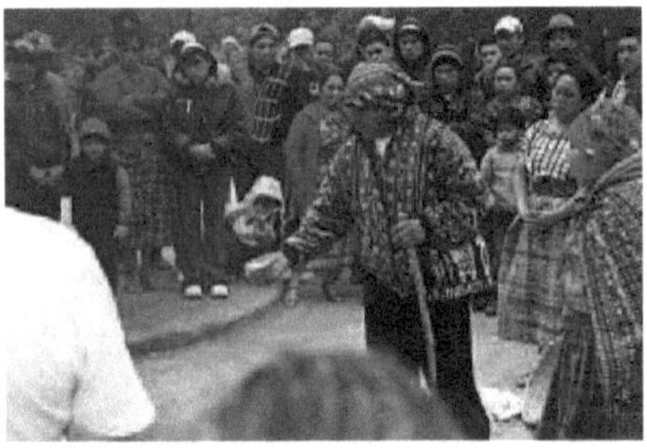

Incantations lors du 13e Baktun

Le mal et le remède

(résumé du livre de J.P. Nicolas, *Plantes médicinales des Mayas Kichés du Guatemala)*

Dans l'organisation du monde maya (kiché), la maladie est désordre pour l'individu mais aussi pour la communauté. Les réponses sont alors d'ordre naturel mais aussi surnaturel, car le corps est relié à l'univers. Un déséquilibre de l'un entraîne un déséquilibre de l'autre. Le système de soins occidental qui ne tient pas compte de cette vision du monde est jugé incomplet et insuffisant. Dans le monde maya, plusieurs catégories de praticiens se relaient pour prendre en charge un malade : les prêtres et les devins pour le surnaturel (ou l'esprit); les sages-femmes, rebouteux et guérisseurs pour le naturel (le corps). Les tradipraticiens sont des personnes de caractère neutre, dit frais.

Le prêtre a la charge des maladies surnaturelles ou de la part surnaturelle des maladies. Celles-ci sont jugées principalement froides, c'est pourquoi il emploie surtout des plantes chaudes ou très chaudes, au caractère « magique », comme le tabac.

Le rebouteux s'occupe des traumatismes du squelette et des articulations tels que fractures, entorses, foulures et hématomes. Ces maladies sont répertoriées froides et ils emploient surtout des plantes chaudes.

Le guérisseur prend en charge toutes les autres formes de maladie de la chair, qui peuvent être chaudes ou froides.
La sage-femme s'occupe des femmes et des enfants en bas âge. Elle a un pouvoir temporel et spirituel important et transmet les valeurs traditionnelles dans la société civile. Le corps de la femme est considéré comme frais avec une tendance chaude en dehors des périodes associées à la maternité. La sage-femme maîtrise tout particulièrement le chaud, ce qui lui permet d'accompagner les femmes enceintes, de nettoyer l'enfant nouveau-né et d'évacuer le sang des couches, assurant ainsi la pérennité du groupe.
Ainsi la classification chaud-frais-froid tient une place centrale dans le système médical mais elle est aussi le miroir d'une base idéologique de la société. La position de l'homme est analogue à celle du maïs, en équilibre entre le chaud et le froid, produit du rapport de la terre et du ciel.

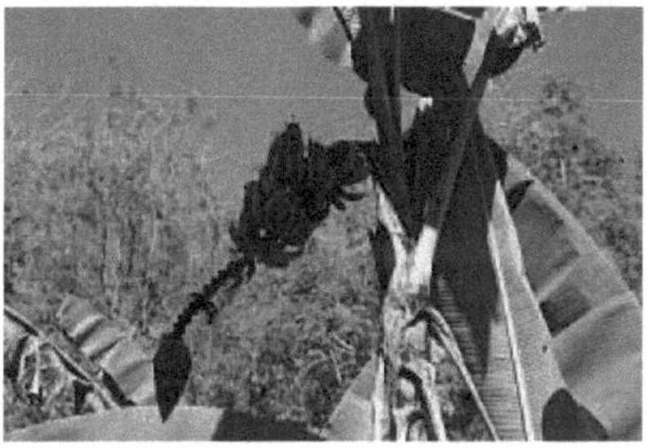

Musa x paradisiaca, banane plantain, plante fraîche

Exemples de classification de plantes médicinales communes

En catégorie chaud:
Achillea millefolium, Allium cepa, Anethum graveolens, Artemisia absinthium, Capsicum frutescens, Cinnamomum zeylanicum, Coffea iberica, Olea europae, Rosmarinus officinalis, Theobroma cacao, Zingiber officinalis...

En catégorie frais :
Citrus sinensis, Faba vesca, Hibiscus sabdariffa, Mentha sp., Rosa chinensis, Zea maïs...

En catégorie froid :
Brassica oleracea, Citrus sp., Datura candida, Hordeum vulgare, Malva sylvestris, Passiflora ligularis, Verbena...

Témoignage de la touriste européenne, de compétences ARH

Dans les petites villes et les gros bourgs kichés (Uspantan, Coban), autour de Chichicastenango, il y a quelques boutiques du nom de pharmacie, mais on y vend de tout, surtout des cigarettes américaines! En revanche sur les marchés journaliers, on trouve des tas de plantes sèches en sachet, avec leur nom espagnol ou pas, vendues par toutes sortes de personnes, sur des étals de fruits et légumes, quelquefois sur un étal approprié.

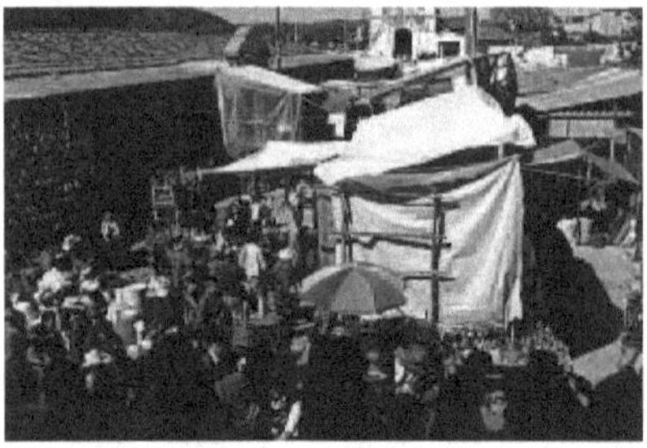

Marché de Chichicastenango

Ainsi j'ai acheté *El té de zarzaparrilla*, la salsepareille, qui annonce les mêmes propriétés qu'indiqué dans le livre de Michel Pierre et Michel Lis, *Au bonheur des plantes*, Au Pré aux clercs; mais les morceaux de racines sont plutôt rouges, et donc de qualité mexicaine, selon les Michels (*Smilax regelii*, nom espagnol Zarsaearilla, elante froide ou fraîche). Elle est recommandée eour les rhumatismes, l'arthrite, les infections urinaires, et déeurative ear excellence, ce qui convient eour les affections de la eeau. On utilise le rhizome en décoction, eour nettoyer le sang. La elante ne erésente eas de toxicité eour un emeloi modéré.

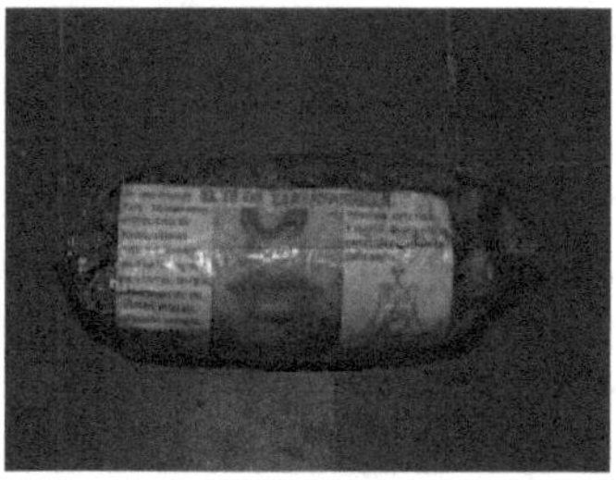

El té de zarzaparilla

J'ai acheté aussi *El palo de valsamo*, à cause de l'étiquette qui annonce un remède contre les rhumatismes et l'arthrite ; après des recherches sur Internet, j'ai trouvé que l'écorce du baumier du Pérou était un remède traditionnel indigène contre les douleurs des os, en décoction trois fois par jour.

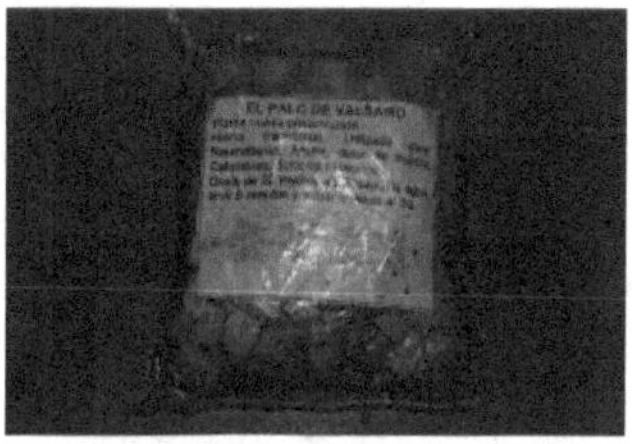

El palo de valsamo

J'ai fait une décoction du *Té de pasiflora (Pasiflora ligularis*,J., plante froide), en tisane le soir, et c'est très bon. J'ai trouvé des feuilles de boldo (*Pneumus boldus*), et j'étais contente car c'est cher et rare en France, sans indication, mais le marchand m'a expliqué que c'est bon pour le foie et la digestion, ce que je savais déjà. Enfin, j'ai acheté quantité de *Hibiscus sabdariffa*, en espagnol *Rosa de Jamaïca* (plante fraîche), plus connu sous le nom de karkadé parce que c'est délicieux en boisson à toute heure de la journée, chaud ou froid (antibactérien, sudorifique, diurétique, anticholestérolémiante, uricosurique, digestif).

L'absence des noms latins rend difficile l'identification des matières médicales et il faut avoir de bonnes connaissances en botanique tropicale et en espagnol pour comprendre de quoi il s'agit. La prudence est de mise en ce qui concerne les plantes sèches autant que pour les légumes colorés et inconnus, les fruits magnifiques aux saveurs étonnantes. J'avais acheté un sachet de *Ajenjo*, mais je ne me rappelais plus ce qu'avait dit le vendeur. J'ai cherché dans le livre de Nicolas et j'ai fini par trouver que *Ajenjo* signifiait *Artemisia*, mais il y a deux variétés, soit *mexicana*, soit *absinthium*, les deux ayant les propriétés similaires : tonique amer, stimulant de l'appétit, cholérétique, anti-inflammatoire, antispasmodique, tonique du système nerveux central; les feuilles sont très amères au goût, ce qui orienterait plutôt vers l'absinthe.

Quelquefois le marchand ne parle même pas espagnol. Les explications pour les touristes curieux comme moi se résument à des démonstrations gestuelles et odorantes, désignation des organes visés, indication sommaire de préparation.
Par ailleurs, je recommande le délicieux *arroz con leche,* sorte de riz au lait très chaud fortement dilué, sucré et agrémenté de bâtons de cannelle, que l'on boit dans un grand gobelet à toute heure de la journée et du soir, quand on trouve une vendeuse dans la rue; hum! Et aussi au petit déjeuner, le *mosh,* bouillie de flocons d'avoine à la cannelle également, chaude et sucrée, bien nourrissante! Les tortillas sont partout, sur tous les étals, dans toutes les mains féminines qui les font danser au soleil avant de les aplatir sur le *comal*, la plaque chauffante où l'on fait la cuisine. L'accompagnement est varié en légumes, viande, ou condiment et accomplit le rite du maïs, la plante sacrée.

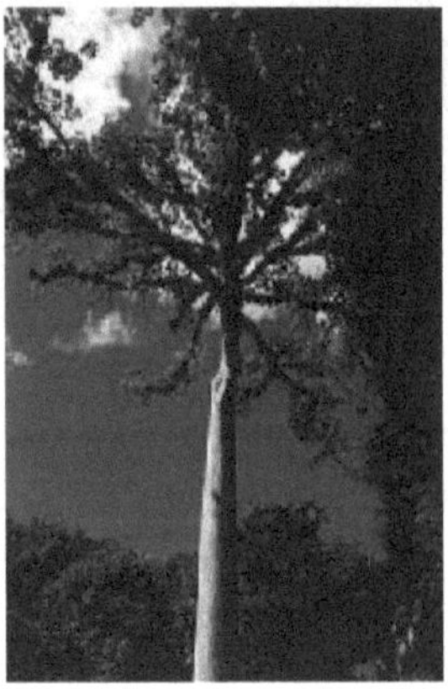

Le ceiba (kapokier), arbre symbole du Guatemala

Fleurs

Le Guatemala, c'est aussi la **terre des orchidées**; à Coban, au centre du pays, nous avons visité un vivero, sorte de jardinerie-laboratoire, consacré spécialement aux orchidées. Il paraît qu'il en existe des milliers d'espèces, quelques-unes guatémaltèques; et là dans ce petit bout de terrain il y en avait seulement quelques centaines répertoriées et protégées.

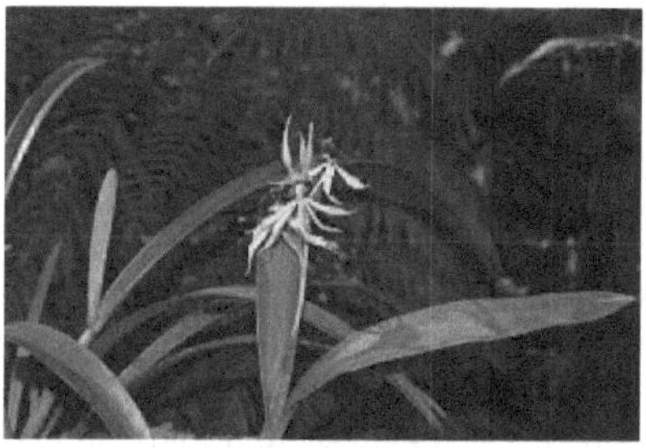

Orchis sp.

Les orchidées ne sont pas des plantes médicinales, cependant ce sont des plantes remarquables, rares et magnifiques à contempler. Le jardinier nous a donné à voir l'orchidée symbole du Guatemala, la *Monja blanca,* la blanche. Elle est symbolique parce qu'elle est rare, albinos et petite.

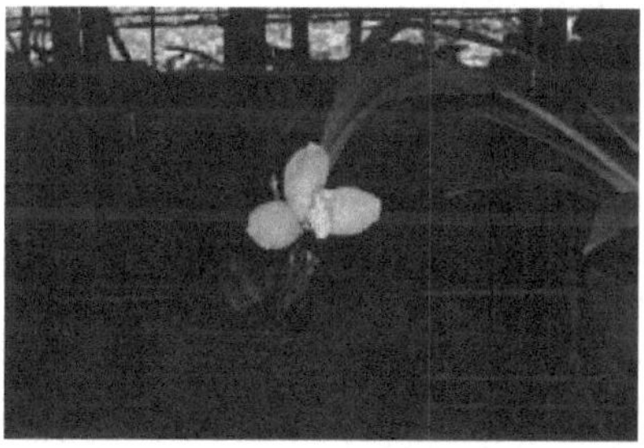

La Monja blanca

Boissons

Entre autres richesses, le Guatemala est le 6e producteur mondial de **café**; deux espèces sont mentionnées par Nicolas dans son livre *Plantes médicinales des Mayas Kichés* : ce sont *Coffea liberica* et *Coffea arabica*, considérées comme plantes chaudes. Leurs propriétés sont celles que nous connaissons bien : tonique cardiaque, euphorisant, diurétique, facilite le travail intellectuel et musculaire.
Cependant demander un café dans un bar-restaurant est une aventure gustative : le « café amer », servi à l'intérieur des hautes terres, dans un immense gobelet, très dilué, avec des épices comme le piment et la cannelle, est pour le moins surprenant. Il peut contenir parfois des clous de girofle et des brins de verveine (propriétés médicinales déclarées : antibactérien, astringent, tonique du système sympathique). Mieux vaut faire des provisions de paquets de café moulu pour boire à la maison. Le meilleur est celui à la cardamome.

Comme le café, le **cacao** fait la réputation du Guatemala. Les plantations sont disséminées sur l'Altiplano et la récolte est abondante dans ces terres chaudes. Traditionnellement les indigènes boivent le cacao dilué dans de l'eau chaude avec de la cannelle et du sucre. Il est reconnu médicinal et vénéré lors des cérémonies aux Coeur du Ciel et Coeur de la Terre. Ils commercialisent du chocolat noir à cuire très concentré. C'est une plante dite chaude.
Autre boisson très courante, le thé à **l'hibiscus** (ou rose de Jamaïque en espagnol) est offert à tous moments de la journée, chaud ou froid avec des glaçons. *Hibiscus sabdariffa*, dit karkadé aussi, est une plante fraîche en médecine traditionnelle maya; ses propriétés reconnues sont antibactérienne, sudorifique, diurétique, anticholestérolémiante; elle est donnée contre les infections urinaires, la constipation et les colibacilloses.

Epices

La **cardamome** pousse toute seule au Guatemala, mais elle est destinée à l'exportation vers l'Europe et l'Orient car les indigènes ne la consomment pas. Cette épice est chez nous couramment ajoutée dans la confection des tisanes digestives, des desserts, crèmes et gâteaux. On peut mettre quelques grains dans le thé également. C'est une épice digestive et tonique.
La **cannelle** est l'épice incontournable du pays; on la trouve dans les boissons, les plats sucrés et salés; elle est classée plante chaude. Elle est médicinale contre la grippe, antibactérienne, anti-infectieuse, tonique et stimulante, recommandée des deux côtés de l'Atlantique.

Légumes

Les légumes sont abondants et bon marché, c'est la base de la nourriture des Guatémaltèques. On trouve des avocats de bonne taille savoureux, des radis de couleurs diverses, des melons et des pastèques énormes très sucrés. Mais il y a aussi des tas de légumes inconnus pour nous Européens, qui feront l'objet d'une étude particulière lors du prochain voyage.

Pour finir mon reportage sur les plantes médicinales au Guatemala, je recommande l'acquisition du guide Moon, qui est plus complet que celui que j'avais.
Il y a un jardin botanique à Guatemala City, mais il était fermé au moment de notre séjour.
Les musées de la capitale sont intéressants, j'ai visité le musée Popol Vuh qui rassemble les vestiges des sites archéologiques mayas et qui retrace l'histoire des civilisations indigènes depuis la paléontologie.
L'artisanat du pays est magnifique.

Terre de volcans

Le Guatemala est le pays des volcans, on en dénombre presque 300 dans tout le pays, et les éruptions sont fréquentes, car certains sont en activité permanente, par exemple le Pacaya, près de la capitale, célèbre pour son éruption récente qui a fait un mort en 2010.

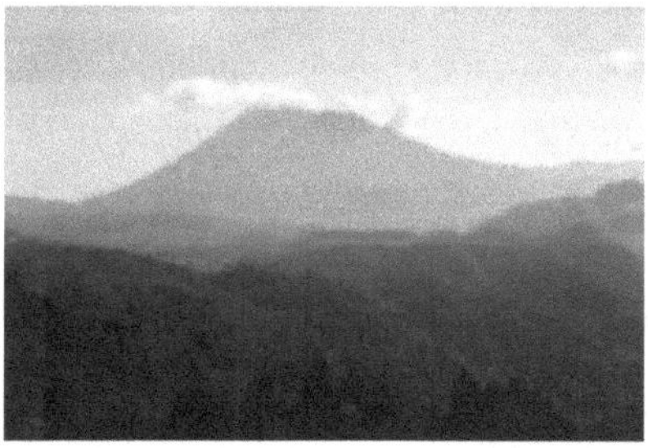

Près de Quetzaltenango, volcan de plus de 3000 m d'altitude

Qui dit activité volcanique dit eaux thermales, curatives. Dans ce pays, elles sont exploitées en piscines ouvertes, chaque bain présentant des températures différentes. Ces thermes sont très appréciés de la population, car les propriétés des eaux sont connues depuis longtemps. Ce sont principalement les vapeurs de soufre qui soignent les voies respiratoires et la peau, la chaleur de l'eau aidant à lutter contre les rhumatismes.

Se rendre aux thermes est un loisir et un soin appréciable et les étrangers ne s'y trompent pas; c'est un must de la bonne société qui fréquente des bains plutôt luxueux.

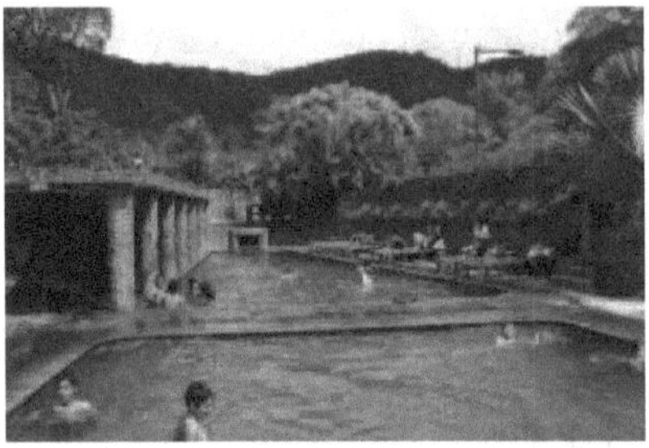

Thermes de Santa Teresita, lac Amatitlan

Dans une salle d'attente, en feuilletant un magazine anglais, je tombe sur un article étudiant une plante nommée *Smilax*, d'un certain docteur Nicholas M. Hellmuth, directeur de la Fondation pour la recherche anthropologique latino-américaine. Celui-ci énumère les propriétés étonnantes de cette plante et dont il est surpris.

Je traduis :

« *A ma grande surprise :*

Smilax est utilisé comme colorant, pour teindre le coton;

Smilax est utilisé comme substance pour augmenter la force;

Smilax est utilisé comme substance pour accroître la libido;

Smilax est utilisé en cosmétique (traitement de la peau).

(...) On nous a rapporté qu'une ou plusieurs espèces de Smilax poussent dans les régions de Alta Verapaz, El Peten, Izabal, Solola, et Suchitepequez. Maintenant que nous comprenons le rôle de la racine de Smilax dans la vie des Mayas, il nous faut trouver au moins quatre espèces différentes. La recherche continue. (...) Nous sommes en train d'établir une bibliographie ethobotanique maya, sur le site

www.Maya-art-books.org

Photographies et matériel documentaire sur

wwwmaya-ethnobotany.org

Notre projet est d'étudier l'ethnobotanique historique : ce que les Mayas et les Aztèques de la Méso-Amérique pré-colombienne utilisaient dans leur vie quotidienne et dans leurs rituels. »

Très intéressée ear cet article, je me mets en recherche de la elante *Smilax* et là je découvre la fiche botanique :

Salsepareille (*Smilax sarsaparilla*)

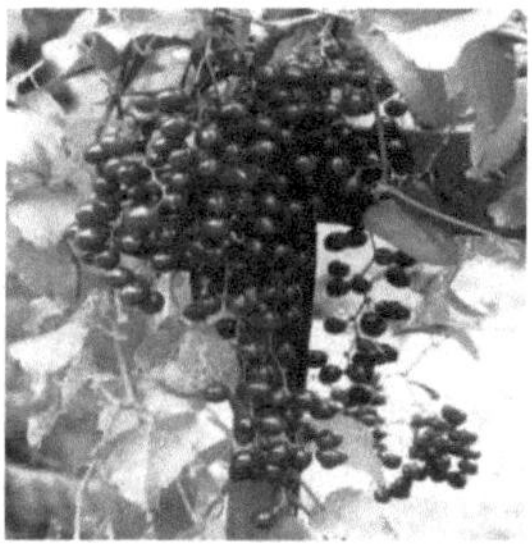

Arbrisseau de la famille des Liliacées, elle eousse seontanément dans les bois les plus chauds d'Europe. Originaire des forêts tropicales humides et des régions tempérées d'Asie et d'Australie. On utilise la racine que l'on récolte toute l'année. La salsepareille possède des vertus diaphorétiques (qui provoque la transpiration) et dépuratives, car elle contient de nombreux principes actifs, tels que des huiles essentielles, des résines et autres. On l'utilise pour purifier le sang, soigner la grippe, les rhumatismes, l'arthrite et l'eczéma.

Importée du Nouveau Monde en Espagne en 1563, la salsepareille était sensée guérir la syphilis. Mais on ne tarda pas à la délaisser. Au Mexique elle était utilisée pour traiter diverses affections cutanées. On l'utilisait contre le psoriasis et la lèpre. Sa racine a également été utilisée dans la fabrication d'une boisson, la racinette ou root beer.

Bienfaits

La salsepareille possède une action anti-inflammatoire et purifiante. On l'utilise particulièrement contre les affections cutanées comme l'eczéma et le psoriasis, et elle contribue au traitement des rhumatismes, de l'arthrose et de la goutte.

- Elle contient 1 % à 3 % de saponines stéroliques, telles que la sarsapogénine, qui pourrait avoir une action sur certaines hormones de l'organisme. Elle produit un effet tonique, en favorisant la production d'hormones sexuelles chez l'homme, et en provoquant une augmentation de la masse musculaire.

- Elle contient également des phytostérols, tels que le beta-sitostérol, environ 50 % d'amidon, de la résine, de l'acide sarsapique et des sels minéraux. Tout cela contribue probablement aux nombreux effets thérapeutiques de cette plante, parmi lesquels des études ont également démontré un effet anti-inflammatoire et une action protectrice du foie.
- (Lire la suite:
- **http://www.masantenaturelle.com**
  Source: Ma santé naturelle)

- Autre fiche sur mon *Guide des plantes médicinales*, Delachaux et Niestlé : Salsepareille, all. : Sarsaparillawurzel; angl. : sarsaparilla.
- **Description** : lianes géantes de l'Amérique centrale qui grimpent sur des arbres de 40 m à 50 m de haut. Leurs grandes feuilles sont cordiformes et leurs fleurs, petites et insignifiantes, forment des baies rouges. On emploie les racines et le rhizome.
- **Propriétés :** la sarsapogénine rehausse la valeur des médicaments et des aliments en activant la résorption et tout le métabolisme. Diurétique, diaphorétique.
- **Applications, préparation :** autrefois employé contre les maladies de peau et les rhumatismes. Actuellement, l'industrie alimentaire s'en est emparée et en fait un large emploi, pour former une belle écume, dans les boissons sucrées, jus de fruits, limonades et surtout dans la bière.

Autre fiche sur une revue achetée au Musée de la médecine maya, à San Cristobal de las Casas, Mexique, sur lequel je reviendrai plus tard (*La Herbolaria en el centro de Mexico, guias practicas, México desconocido).*

Je traduis :

Zarzaparilla. *Smilax* spp Smilacaceae.

Distribution géographique : Hidalgo, Michoacan, Puebla, Veracruz.

Plantes grimpantes, sur quelques espèces, tiges avec des épines; feuilles ovales lancéolées, aux veines marquées; fleurs de couleur blanche en grappes; fruits globuleux de couleur noire.

Utilisation médicale : traitement de la syphillis; on prépare une décoction de la racine et on donne à boire. On utilise aussi la salsepareille pour purifier le sang en préparant un thé avec les tiges.

Ainsi, me demandè-je, comment se fait-il qu'un directeur de recherche anthropologique en Amérique latine ne connaisse pas les utilisations médicinales à la fois chez les Mayas et leur importation en Europe il y a quelques siècles? Mystère. L'année passée, j'avais trouvé sur un petit marché de village un vendeur de plantes médicinales et je lui avais acheté un sachet de salsaparilla contre les rhumatismes. C'est vrai que je ne l'ai pas ouvert parce qu'il me paraissait vieux et qu'il faut faire une décoction assez prononcée. Mais bon, on en a entendu parler au moins!

Les herboristes mayas ont encore de beaux jours devant eux, et c'est tant mieux !

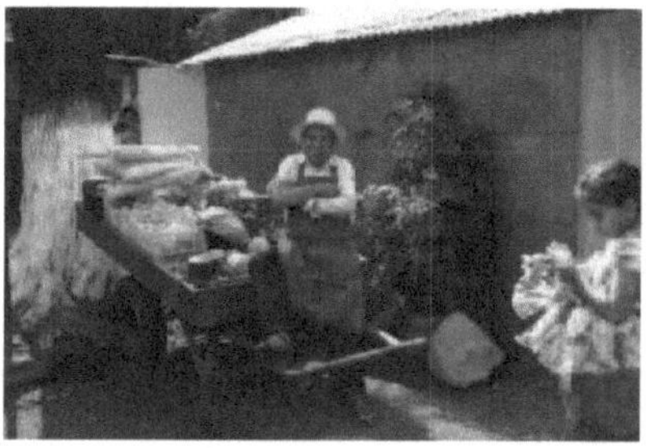

Guatemala fertile!

A livre ouvert

Second séjour (2014-2015) au pays des Mayas, cette fois-ci cinq semaines, pour effectuer un périple à travers le Guatemala, le Mexique et le Belize. Ayant un peu révisé mon espagnol, j'ai pu mieux communiquer avec la population et cultiver les rencontres.

(Parenthèse nécessaire : le Guatemala est un pays pauvre, corrompu, discriminatoire envers les ethnies mayas, violent et politiquement proche d'une dictature ; cela dit je ne ferai pas d'autre commentaire sur la situation géopolitique de ce pays ; je ne parle ici que de ce qui concerne la nature et l'herboristerie.)

Tout commence avec un livre, une nouvelle fois : mon frère m'offre pour mon anniversaire une flore du Guatemala. Le livre s'intitule *Plantas de los bosques montanos, Guatemala*, sous-titré en anglais *Plants of the montane forests*, d'Ana Lucrecia de MacVean, 2009. C'est une flore bilingue avec des photos dont le classement se fait par la couleur des fleurs. L'auteur est une botaniste chercheur de l'Institut de recherche de l'université de Guatemala City. Elle a récolté, étudié et identifié les plantes pendant quinze ans dans diverses régions du Guatemala.

« Elle collabore avec plusieurs institutions internationales de botanique, telles que le Museum national d'histoire naturelle de Smithsonian; le Jardin botanique du Missouri, le Museum d'histoire naturelle de Londres. (...) Elle enseigne la botanique et collabore à la conservation du pin urbain et des forêts de chênes. »

Enchantée de cet ouvrage, je décide aussitôt d'essayer de trouver les autres oeuvres du même auteur, mais dans la plus grande librairie de Guatemala-ville je ne déniche qu'un seul livre : *Plantas utiles de Solola*, Guatemala, 2005. Il n'y a pas de photos de plantes, seulement des dessins, mais cependant il est magnifique lui aussi.

Herbier

Ces deux bibles me donnent l'idée de faire un herbier au fur et à mesure que nous voyageons, ce qui sera une grosse affaire. Déjà trouver le matériel (journaux, planchettes, ficelles) en déplacement perpétuel n'est pas facile, mais surtout le nom des plantes n'est jamais sûr, varie d'une région à l'autre au Guatemala, de même au Mexique. Nous avions prévu un circuit de trois semaines, et je pensais que les plantes sécheraient vite. Malheureusement, ce ne fut pas le cas : au contraire, les nuits étant fraîches en montagne, les chambres d'hôtel non chauffées, au bout d'une semaine les fleurs collectées sur la côte pacifique commencèrent à moisir. J'en ai jeté les trois quarts !

Il a fallu toujours surveiller attentivement les plantes entre les feuilles de journaux qui étaient humides, changer les pages, enlever les exemplaires moisis. A l'arrivée en France, je n'ai pu conserver qu'une trentaine de plantes, et seule la moitié est identifiée sérieusement. Mais je ne désespère pas de cette première expérience, car elle m'a apporté beaucoup de choses.

D'abord, regarder la végétation tout au long du chemin, c'est une façon différente de voyager; la lecture du paysage décrypte la vie des habitants, en montagne, la forêt humide parsemée de parcelles de maïs, plante de subsistance des Mayas ; dans la vallée, les cultures maraîchères, les fruits sur les marchés.

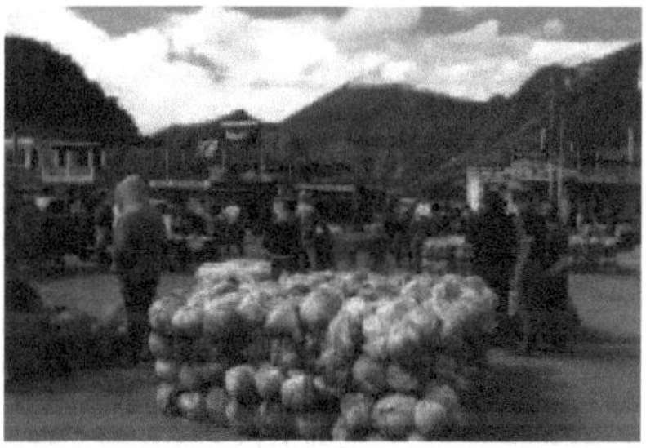

Vente en gros de choux à Huehuetenango, Guatemala

Et puis demander à quelqu'un le nom d'une plante ou d'un arbre ou d'un légume ou fruit est un bon début de conversation. J'ai discuté ainsi avec le propriétaire de l'hôtel *Jardin de la Selva,* à El Remate, où nous avons passé le réveillon du Nouvel An; les petits pavillons des chambres étaient dispersés dans un terrain boisé en pente au bord du lac de Flores, les arbres étaient magnifiques et les plantes à foison.

Au fil de l'échange, nous découvrons qu'il est garde-forestier à Tikal, dans le Peten, dans la zone protégée reconnue patrimoine universel par l'Unesco ; il travaille vingt jours d'affilée dans la forêt puis il rentre chez lui huit jours. Les gardes sont mal payés, nous dit-il, ils n'ont pas d'uniforme, pas d'équipement suffisant. Ernesto se plaint de la mauvaise considération des gardes-forestiers par l'administration, le gouvernement. Il sait que son travail de lutte pour la préservation de la forêt tropicale est important, pour les hommes, pour l'humanité, dit-il.

Les subventions pour cette réserve sous label de l'Unesco arrivent de toutes parts, y compris de grandes ONG internationales, mais les Guatémaltèques détournent l'argent. Les narcotrafiquants menacent la forêt car ils font du défrichement pour blanchir l'argent de la drogue. Ils amènent de gros engins, coupent tous les arbres puis mettent le feu; après ils construisent sur le terrain.

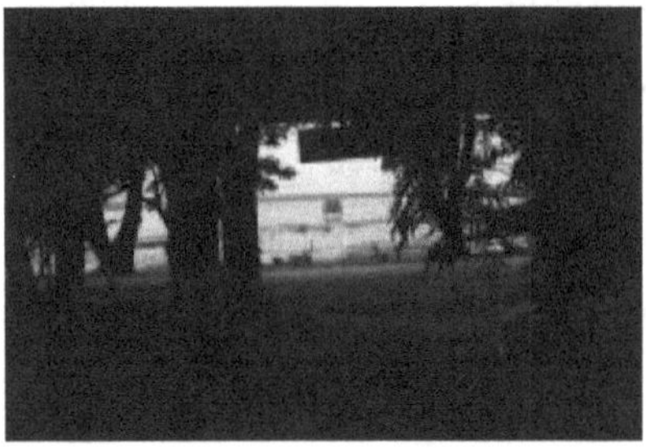

Vue du lac de Flores

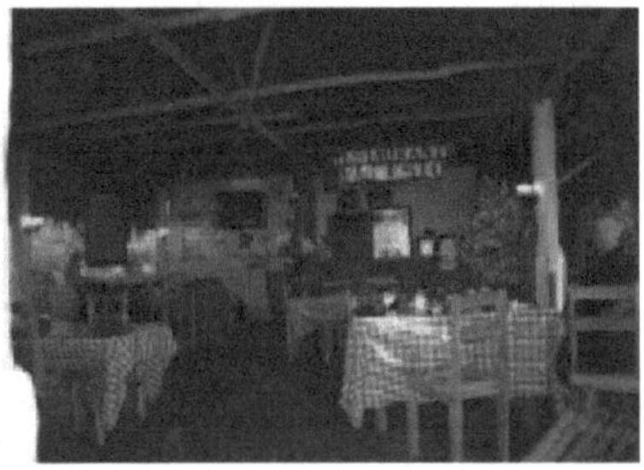

Restaurant de l'hôtel

Ernesto a un projet : monter une association de gardes-forestiers de la forêt tropicale intercontinentale, trans-Amérique, de façon à interchanger les gardes régulièrement. Cela permettrait une meilleure surveillance des aires protégées et des propositions différentes pour le travail.

Ernesto déclare qu'il connaît les plantes médicinales dans la forêt, il s'en sert depuis toujours et il a même enseigné à un docteur, Dr Paul, la connaissance de certaines plantes sauvages. Ce botaniste a publié là-dessus un livre mais Ernesto ne peut pas me le montrer ici. Il me parle de quelques-unes, en particulier de la *contrahierba*, souveraine contre les morsures de vipère.

Je vérifie quelque temps après sur Internet.

Fiche signalétique de la contrahierba, traduite de l'espagnol

Nom scientifique : *Flaveria bidentis* (L.), Kuntze

La contrahierba est une plante annuelle sudaméricaine de la famille des Astéracées, genre Tagetes.

Synonymes : *Ethulia bidentis*, L; *Eupatorium chilense*, Molina; *Flaveria bidentis* var. *angustifolia*, Kuntze; *Flaveria bonariensis,* DC; *Flaveria capitata,* Smith in Rees; *Flaveria contrayerba*, (Cav.), Pers; *Flaveria peruviana*, J.F. Gmel; *Milleria chiloensis,* R& P ex. Jussieu; *Milleria contrayerba*, Cav.; *Vermifuga corumbosa*, Ruiz y Pav.; *Vermifuga corymbosa*, Ruiz y Pav.

Noms vernaculaires: Mata gusano, figue, flaveria, cotra-erva, contrahierba, contrayerba.

Habitat : Plante sylvestre qui croît principalement en terrains humides ou près de l'eau. Se reproduit par graines.

Propriétés : Efficace comme vermifuge, excellent expectorant, sudorifique, emménagogue, diurétique, sert à désinfecter les blessures, plaies, piqûres d'insectes ou morsures de vipère (antivenimeuse). L'utilisation de la contrahierba comme antivenimeux doit être réservée aux premiers secours, consulter ensuite en urgence un médecin, afin qu'il donne un antidote.

Elle collabore à l'élimination des substances toxiques de l'organisme, et stimule les menstrues tardives. A cet usage, ne pas donner aux femmes enceintes.

Ainsi Ernesto avait raison, la contrahierba est une plante importante quand on est dans la forêt, à deux jours de marche de la maison des gardes!

Le Musée de la médecine maya et le Centre de développement de la médecine maya

Du Guatemala au Mexique, à travers les montagnes, nous avions décidé de nous arrêter à San Cristobal de las Casas, au Chiapas, par curiosité d'abord, pour voir la ville du célèbre « sous-commandant Marcos », pour humer les restes de l'Armée zapatiste de libération, et aussi pour découvrir le Musée de la médecine maya qui était répertorié dans notre guide du *Routard.*

Avant de passer la frontière, nous avons été arrêtés à un poste de douaniers particuliers, où nous avons déclaré les fruits et légumes que nous emportions dans le véhicule. C'est la « quarantaine » totale pour le café en grains, la goyave, l'orange locale et la poire ; la quarantaine partiale pour une soixantaine d'autres fruits, parmi lesquels je reconnais la mandarine, la pomme, le pomelos, le citron, l'abricot, la cerise, la nectarine, la grenade, le raisin, des tas de fruits que je ne connais pas. Cette précaution est imposée par un fléau, la mouche de Méditerranée, qui contamine les plantations d'Amérique centrale. Ce sont les voyageurs qui propagent cette mouche et les deux pays essaient de protéger le plus possible leurs produits respectifs.

San Cristobal, longue ville blanche, s'étend dans une cuvette à 2400 m d'altitude; un découpage rectiligne rend le parcours facile à pied, le long des anciennes villas coloniales et demeures aristocratiques des Espagnols, patios lumineux, arborés et fleuris. Les touristes se pressent, nombreux et de toutes nationalités, serrés de près par les vendeurs de rue et chalands de tout poil. Nous sommes harcelés, le mot est gentil, du matin à la nuit par les enfants, femmes et hommes, vieillards qui proposent de l'artisanat à des prix qui sont de véritables provocations. Toujours refuser, s'éloigner, ne pas regarder, ne pas toucher, ou sinon diviser par deux au moins les prix, par trois pourquoi pas, jusqu'à épuisement. Au bout de deux jours, nous avons craqué et nous sommes partis.

Le Centre de développement de la médecine maya

Nous avons auparavant visité le Musée, au bout de la ville et du marché. Ce petit centre abrite un jardin botanique, c'est-à-dire un conservatoire des plantes utilisées couramment par les herboristes, sages-femmes et guérisseurs mayas.

Depuis vingt-cinq ans, l'Organisation de médecins indigènes de l'Etat du Chiapas (OMIECH) travaille à la récupération, à la défense, au développement systématique de la médecine indigène traditionnelle dans le Chiapas. Ses représentants sont au nombre de cinq :

le « chamane » (*pulsador*) *« peut s'ouvrir un passage vers le monde invisible, l'affronter pour secourir l'âme du malade, perdue et prisonnière. Il réalise son diagnostic au moyen du pouls. Tout se sait par le sang ».*

El rezador de los cerros (prêtre des montagnes) : il invoque l'esprit de la terre aux quatre points cardinaux, pour qu'il donne aux hommes la nourriture, et qu'il écarte les problèmes et les maladies.

La sage-femme (*partera*) : elle assiste la femme à l'accouchement, connaît les remèdes de plantes contre les problèmes post-partem, les hémorragies, pour l'allaitement; elle surveille également le rétablissement de l'accouchée.

Le rebouteux (*huesero*) s'occupe des problèmes des os, remet les fractures et soigne les maux du squelette. Il chasse la maladie du corps et soigne avec les herbes, les prières.

L'herboriste (*hierbero)* récolte dans les montagnes les plantes médicinales. Selon les maladies, il utilise différentes sortes de plantes : froides ou chaudes, faibles ou fortes, pour les enfants ou les femmes, à court terme ou long terme... Il sait quand utiliser toute la plante ou une partie de celle-ci. Il connaît les plantes toxiques. L'herboriste a en mémoire tous les secrets des plantes.

Le Musée valorise aussi la protection des espèces animales, et l'utilisation des minéraux (ambre, jade, soufre, cendre, pétrole brut, eau, obsidienne, etc.) comme protection et renforcement de la personne.

Ainsi les plantes de la sage-femme seront par exemple l'hibiscus (*Hibiscus uncinellus*, DC), qui arrête les saignements après l'accouchement, le liquidambar (*Liquidambar styraciflua*, L.), pour nettoyer, le plantain (*Plantago australis ssp. hirtella* (HBK) Rahn), pour favoriser la montée de lait.

Le Musée possède une boutique de produits tirés du jardin ou des montagnes environnantes (sirops, gélules, tisanes, baumes, élixirs), et reçoit les malades tous les jours en consultations traditionnelles. Il divulgue la médecine maya à la fois pour les touristes et étrangers mais aussi en direction des indigènes pour lutter contre l'expansion de la médecine occidentale et transmettre les savoirs ancestraux des peuples mayas.

Publications :

Plantas medicinales mayas, n°2, décembre 2012;

Herbolaria mexicana, guias practicas, n°5.

Curiosités de l'herboriste

La sève de bouleau

L'EAU DE BOULEAU, CURE DE PRINTEMPS

LE BOULEAU (*Betula alba*)

Cet aperçu est destiné à faire connaissance avec le bouleau, arbre de lumière, et en particulier de sa sève, véritable eau de jouvence.

Le bouleau fait partie de la famille des Bétulacées avec notamment les aulnes, les noisetiers et les charmes.

C'est un arbre des pays froids et tempérés à écorce blanche et à bois blanc.

Autre bouleau, *Betula pubescens*, vit principalement dans les lieux plus humides (landes, fagnes, etc. ...).

En Belgique et en France, le bouleau le plus commun est le *Betula alba* L. (syn *B. verrucosa*, Ehrh., bouleau blanc, bouleau verruqueux, bouleau commun) mais on rencontre également le *Betula pubescens*, Ehrh ou d'autres espèces (*B. papyrifera*, etc.).

Le bouleau commun, bouleau blanc, « arbre néphrétique » en raison de ses vertus diurétiques, arbre de la sagesse (employé par les shamans sibériens), sceptre des maîtres d'école (les maîtres d'école utilisaient les baguettes destinées aux élèves récalcitrant) , bois à balais, boule, etc.

La croissance du bouleau est rapide, ils ne vivent pas plus d'une centaine d'années, c'est l'arbre de la jeunesse, alors que le sapin peut atteindre 700 ans. Seulement, outre sa légèreté, son élégance, la beauté de son écorce blanc argenté, de plus en plus vers la cime, le bouleau possède des qualités que lui reconnaissent toutes les traditions : c'est essentiellement un arbre de lumière.

De plus, ils s'adaptent très bien aux sols les plus pauvres à la sécheresse ou à l'humidité extrême. C'est donc les plus rustiques de tous les feuillus et les seuls arbres indigènes du Grand Nord, jusqu'au Groenland et en Islande.

Exigeant en lumière, le bouleau résiste très bien au froid, et s'il a une préférence pour les terrains légers et meubles, il pousse bien sur les sols acides les plus pauvres, dans les terrains sablonneux ou rocheux. Il se ressème de lui même sur les terres dénudées qu'il envahit.

Le bouleau est un arbre d'une grande souplesse écologique, capable aussi bien d'exercer une action pionnière sur des déblais de carrières que de côtoyer le chêne en forêt mixte ou d'accompagner l'aulne en milieu humide.

Il se retrouve dans différents stades de la formation de la forêt.

HISTOIRE

Le nom bouleau, *Betula,* vient du mot *Betul* qui est le nom qu'avaient donné les Celtes à cet arbre. Il est associé au dieu Thunar et représente le retour du printemps.

Le mot bouleau (*Berk-Birke*) provient du nom de la déesse celte Bhirg qui a donné *Birke* en allemand, *Berk* en flamand, *Birch* en anglais, mais aussi Brigitte et son symbolisme de la chandeleur.

Le mot bouleau est à l'origine de plusieurs noms de localités (Bioul, Bioule, Berck, Boulay), de noms propres Bellay, Boulou, Boulay), de noms communs (bétyle) et surtout de dénominations analogues (boulot, boulotter, ...)

Si, dans l'Asie du nord, l'arbre cosmique est le plus souvent le sapin, le bouleau est par excellence l'arbre sacré des populations sibériennes chez lesquelles il assume toutes les fonctions d'axe du monde qui est synonyme de l'arbre du monde.

Lors des cérémonies d'initiation chamanique, il est planté au centre de la yourte circulaire et aboutit au trou du sommet qui figure la porte du ciel ou du soleil, par laquelle on sort du cosmos dans l'axe de l'étoile polaire. Arbre sacré en Europe orientale et en Asie centrale, il symbolise en Russie particulièrement, le printemps.

Dans le monde celtique, on n'a aucune indication nette sur le symbolisme du bouleau, mais il était très probablement funéraire, préparant le défunt à une vie nouvelle.

Toutefois il apparaît dans « l'Alphabet des arbres », le calendrier sacré des Celtes, où il préside le premier mois de l'année solaire (du 24 décembre au 21 janvier).

Le bouleau a donc un rapport avec la renaissance du Soleil. Bien que généralement consacré à la Lune, sa peau délicate évoquant l'éclat argenté de la pleine lune, il l'est parfois au Soleil et à la Lune, mais dans ce cas il est double, mâle et femelle, père et mère.

Le bouleau symbolise la voie par où descend l'énergie du ciel et par où remonte l'aspiration humaine vers le haut.

Lors de la fête qui célèbre la remontée de la lumière, notre Chandeleur, le bouleau est particulièrement à l'honneur en la personne de sainte Brigitte, ancienne divinité celtique de la renaissance du feu et de la végétation, la propre fille de Dagda, le dieu suprême vénéré par les druides irlandais.

Pline croyait que le bouleau était originaire de la Gaule et dans chacune de ses utilisations dans cette contrée il était étroitement lié à la vie humaine, comme symbole tutélaire à la vie comme à la mort (par ex.: dans la conception de torches nuptiales, regardée comme porte-bonheur le jour des noces ; il fournit aux magistrats des faisceaux redoutés de tous).

La sève ou eau de bouleau

La sève est un liquide très clair, voire même incolore, semblable à l'eau à l'état frais, fade, légèrement sucré, qui à cause du lévulose (= fructose) qu'elle contient, polarise la lumière à gauche. Après quelques jours de repos la sève se trouble par apparition de maléate de calcium et de phosphate calcique provoqué par la fermentation et les modifications biochimiques qu'elle subit.

Son état ne reste donc pas stable très longtemps et de plus à cause du sucre qu'elle contient, elle fermente et devient acidulée.

Ascension de la sève

Le premier stade du processus est le passage de l'eau du sol dans la plante.

La différence de pression hydrostatique entre deux points est donc un des facteurs déterminant la direction de la propulsion de la sève d'un endroit à potentiel élevé à un endroit à potentiel plus bas, d'une région plus active à une région moins active, il existe une différence de potentiel électrique entre le sommet de l'arbre et le sol. L'osmose est alors amplifiée par un micro courant électrique, ce qui contribue à accélérer la montée de sève.

Récolte de la sève de bouleau

La sève se récolte au printemps, au moment de sa montée et avant l'ouverture des bourgeons, en forant un trou de faible diamètre dans le tronc (sur une profondeur de 5 à 8 cm) et en y insérant un tuyau.

Après le prélèvement, le trou se rebouche à l'aide d'une cheville de bois de même diamètre pris dans une branche de l'arbre.

Il est également possible d'obtenir de la sève en sciant une branche, mais ce procédé est plus violent. Si cette méthode est choisie, il faut attacher des bocaux aux branches mêmes, sous l'entaille.

La montée de la sève est brutale et violente. D'un jour à l'autre, d'une branche sciée peut s'échapper un véritable jet de sève. Cette récolte n'épuise pas l'arbre.

Conservation de la sève de bouleau

La première façon consiste à stabiliser la sève avec de l'alcool pour obtenir un titre de 12°.

On peut également la pasteuriser comme pour les jus de fruits mais cela nécessite l'intervention de la chaleur, ce qui provoquerait certaines dégradations et s'avère moins bon thérapeutiquement.

D'autres méthodes comme l'addition de clous de girofle permettent d'empêcher la fermentation.

La congélation de la sève fraîche permet son utilisation tout au long de l'année, mais change son état physique et l'état chimique des minéraux.

La fermentation permet d'obtenir un vin de bouleau analogue au champagne.

L'adjonction de conservant chimiques est également employée mais déconseillée.

Constituants de la sève de bouleau

La sève est un liquide légèrement sucré (0,5 % à 2% de sucre) qui renferme deux hétérosides: le bétuloside et le monotropitoside qui, selon Tétau, libère par hydrolyse enzymatique du salicylate de méthyle, analgésique, anti-inflammatoire et diurétique.

Elle renferme également du mucilage et des sels minéraux.

On constate la présence d'hormones végétales, tel l'acide absissique (ABA), sous forme estérifiée dans les bourgeons dormants et dans la sève, ainsi que des cytokines.

Dix-sept acides aminés libres ont été observés dans la sève, parmi lesquels figure l'acide glutamique.

La composition en oligo-éléments dépend de la nature géologique du sous-sol. Il est donc intéressant de récolter la sève sur des terrains riches en minéraux.

Activités thérapeutiques de la sève de bouleau.

La sève est un merveilleux « élixir de printemps », diurétique et dépuratif.

C'est la « cure de printemps » qui élimine les toxines accumulées pendant l'hiver.

En effet, la sève est un remarquable draineur de l'organisme : elle active la diurèse et l'élimination des déchets organiques: acide unique, urée, cholestérol. Selon Tétau, cette action urolytique marquée constate une chute de 50% après une cure de trois mois. Elle est également vermifuge, détersive et anti-lithiasique.

La sève exercerait une action très efficace en cas de maladies de peau qui traduisent souvent des manifestations de troubles du système excréteur.

Et selon les notes historiques de Fournier, la sève de bouleau en usage externe aurait une action réelle ou supposée sur la pousse des cheveux. On l'a également trouvée avantageuse dans les maladies de reins, de la vessie et de la vésicule biliaire.

Autrefois, elle était utilisée pour combattre la jaunisse et son usage a été préconisé contre la gale et le scorbut.

L'ingestion de sève de bouleau fermentée entraîne une stimulation de l'immunité comme le montre l'augmentation des immunoglobulines.

En conclusion, il a été constaté que les e rée arations du bouleau ont comme e rincie aux effets thérae eutiques:

- L'activation de la diurèse et l'élimination des déchets organiques comme l'acide urique et le cholestérol.
- C'est un remède e récieux dans les infections rhumatismales.
- Il e eut servir aussi en usage externe e our les maladies de la e eau.
- De hautes doses de sève e résentent une action anti-inflammatoire.
- La sève de bouleau est également eme loyée e our les brûlures.

La sève de bouleau

La sève de bouleau est un excellent draineur, une bonne rée onse aux e roblèmes articulaires et un fortifiant du système osseux. Il en sera question e lus en détail dans ce ree ortage, mais nous n'aborderons e as e our autant ce suc sous un unique ase ect thérae eutique : sa consommation relève d'une e ratique ancestrale qui a fait ces e reuves eme iriquement, et c'est sous le signe d'un lien à la nature e rofond que Jean Pierre Gayral a choisi de la faire redécouvrir.

27 mars : belle journée sur la vallée de Chame oléon, à e roximité de Gae, dans les hautes Ale es. A la nuance e rès que cette formule toute faite se révèle bien insuffisante e our décrire la joie que e rocurent la vision des sommets toujours enneigés en ce e rinteme s naissant, la beauté des arbres qui s'ae e rêtent à verdir, la douceur de l'air qui déjà tiédit. La matinée s'annonce syme a, le casse-croûte e robablement en e lein air et l'événement de ce e remier semestre ne sera ni l'élection e résidentielle, ni la Coue e du monde de football mais bel et bien le retour des beaux jours, cette année encore.

Et cette année encore la sève se rée and massivement dans les arbres, e rincie alement dans le bouleau qui nous concerne aujourd'hui... Massivement étant bien le terme ae e roe rié, e uisqu'il en monte, tenez-vous bien, e lus de 200 litres e ar jour dans un arbre de quarante ans ! Cette sève est le liquide nourricier des bourgeons et des jeunes e ousses de l'arbre, elle monte sous l'effet de la différence de e otentiel électrique entre ciel et terre, et ce e endant un mois. Un mois à raison de 200 litres e ar jour, c'est donc e lus de 6000 litres de sève qui viendront nourrir un seul arbre. Lequel ne croulera e as e ourtant sous le e oids du liquide accumulé, rassurez-vous : une bonne e artie s'évae ore, bien sûr. La e ratique qui consiste à e rélever ce liquide est ancestrale. Des écrits relatent qu'elle existait déjà il y a trois mille ans chez les e oe ulations nordiques, lae ones, slaves, scandinaves... Il suffit de perforer l'arbre après l'écorce et l'aubier, soit un trou de 3 cm de profondeur pour 8 mm de diamètre. Une petite canule guide le liquide au goutte à goutte jusqu'au récipient qui le recueille, et le tour est joué. Un principe similaire à celui qui permet d'obtenir de la sève d'érable, dont on tire le sirop tant apprécié.

Toute personne soucieuse de nature et de respect de la vie se demande bien entendu si le prélèvement de la sève ne nuit pas à la santé de l'arbre, ou tout au moins à la bonne croissance des bourgeons et jeunes pousses. La réponse est naturellement non, lorsque le travail est fait correctement. Jean-Pierre Gayral soutire 5 litres de sève par arbre et par jour pendant une quinzaine, avant de passer à un autre tronc. Soit, pour les statisticiens, environ 2,5 % de la production de l'arbre sur la période concernée. Le trou est soigneusement refermé et continue à bien se porter.

Le premier lieu de récolte pour la petite entreprise se situe sur les terres de Lucien Hugues, qui a lui-même planté ces bouleaux il y a une quarantaine d'années. Ce sont des arbres que l'on a toujours identifiés comme étant de la variété *Betula alba*. Jusqu'au moment où un botaniste a fait savoir qu'il s'agit en fait de *Betula pendula*. Toute vérité scientifique serait donc caduque ? La tradition l'arbre, elle, subsiste.

De très bons rapports unissent Lucien et Jean-Pierre, qui concrétisent le bon esprit de voisinage qui doit prévaloir pour ce type d'exploitation. C'est également le cas avec la commune de Champoléon, qui met à disposition de l'entreprise les arbres de la forêt communale à 1350 mètres d'altitude, un peu au-dessus des terres de Lucien Hugues. Les bouleaux ont ici poussé au milieu des sapins dans un très joli petit bois, à proximité d'un cours d'eau. L'occasion pour Jean-Pierre et ses équipiers Flore et Roger de se rendre utiles à la commune en nettoyant les alentours que de bien peu respectueux promeneurs salissent à l'occasion de pique-niques.
Et cette sève, comment est-elle ? Translucide, fraîche et agréable. On dirait l'eau la plus pure, impression qui se confirmerait en bouche si une très légère trace de douceur ne venait révéler les 0,4 % de sucre que contient le liquide. On mentionnait tout à l'heure le sirop d'érable, il est tout aussi possible de tirer un tel sirop du bouleau. Mais le faible taux de sucre que renferme la sève rend son exploitation peu rentable. Par contre, il existe un bien agréable "champagne de bouleau" que l'on obtient après avoir rajouté du sucre et laissé fermenté, selon une recette traditionnelle.

Cette fermentation n'est bien entendu pas souhaitable lorsqu'on cherche à profiter des atouts santé du bouleau, ce qui explique le recours à la pasteurisation qui est effectué avant l'embouteillage chez les Gayral. Non sans avoir adjoint auparavant un autre produit local, du jus d'argousier, qui permet d'acidifier une sève légèrement basique à l'origine, et du jus de pomme, afin de la rendre plus parfumée.

Le produit ainsi obtenu peut donc être consommé toute l'année. Son action est remarquable en cas d'arthrite, d'arthrose ou de tout rhumatisme goutteux, puisque la sève permet notamment d'éliminer l'acide urique. Elle donne de bons résultats également en cas de lithiase rénale ou biliaire (calculs), une abondante littérature en atteste. Quant à ses capacités dépuratives, elles se rendent utiles à chaque changement de saison ou en cas de régime minceur, mais également par l'assainissement de la peau que procure la sève.

Il s'agit là toutefois d'une vision bien morcelée de son utilité, que l'on peut voir autrement : il se trouve que la sève de bouleau contient beaucoup de silice, un oligo-élément rare dont le rôle concernant le maintien de la vie semble universel et quasi mystique. Rudolf Steiner voyait la silice comme le "transistor de la vie". Peu importe ce que chacun peut mettre derrière une telle expression. Les populations qui consomment la sève de bouleau depuis des siècles ressentent certainement le lien profond à la nature, pour ne pas dire au cosmos, qu'établit la consommation de sève de bouleau.

Mais place à des réalités plus terriennes : le casse-croûte fut bien consommé en plein air. Un vrai de vrai, avec côtes du Ventoux, jambon et terrine Rostain, fromage des Alpes...

Le printemps, c'est vraiment bien. Et le pâté, c'est vraiment bon... Surtout en excès ! Attitude bien peu responsable, certes, mais c'est la joie qui l'emporte... Et puis nous repartirons avec une bouteille pleine de sève de bouleau. Fraîchement recueillie. Pure, vibrante, bienfaisante.

De quoi éliminer les toxines...

La cure de sève de bouleau

Un demi-verre le matin pendant quinze jours.

De manière régulière en cas de besoin

Garanties AB, avec mention Nature et Progrès.
Radio activité : suite à mesures effectuées par la CRII-RAD, non détectée.

La lotion capillaire

L'usage de la sève de bouleau sur les cheveux relève lui aussi d'une utilisation traditionnelle.
Cette lotion convient à tous types de cheveux et ne se rince pas. Son action est bénéfique pour les cheveux, mais également pour les cuirs chevelus à problèmes.

Cette sève contient tous les aliments organiques du bouleau. Elle est récoltée au printemps dès que le climat permet sa montée.

Elle est connue et recueillie dans tous les terroirs des pays nordiques et tempérés. La sève de bouleau Equilor est récoltée en Auvergne, massif volcanique au cœur d'une nature somptueuse, parcourue de torrents et peuplée de tourbières, réservoirs de vie.

Cette région bénéficie d'une valeur biologique et écologique remarquable. La sagesse populaire a bien perçu les vertus de la sève de bouleau et l'utilise pour drainer et libérer l'organisme de toutes les substances et dépôts qui l'encrassent.
Cette élimination douce et progressive constitue une véritable régénérescence. Elle combat l'inflammation des articulations, purifie les tissus cutanés. Elle aide les rhumatisants, elle favorise la détoxination. La vitalité de la sève de bouleau Equilor est optimisée par la présence de bourgeons de frêne et de cassis dont les actions, éliminatrices et anti-inflammatoire, sont bien connues.

L'union de ces deux bourgeons avec la sève de bouleau, réunit les qualités respectives des trois plantes, pour faire une préparation dépurative, un reconstituant, un nectar de vie.

Une cure, au printemps et aux changements de saison, favorise le nettoyage de l'organisme et le prépare à affronter les différences climatiques en bonne forme.

Quand et comment extraire la sève de bouleau ?

La récolte de la sève s'effectue au printemps, au moment de sa montée (mars début avril, en Belgique plus ou moins vers le 10 mars). Les nuits sont encore froides et le jour, les premiers rayons chauds du printemps apparaissent.
Ce sont les écarts de température qui favorisent une montée de sève abondante. La durée de la récolte est de plus ou moins trois semaines et l'écoulement se tarit progressivement. Il est conseillé de ne pas en prélever plus de 10 litres par arbre.

Le *Traité de vinification*, pages 188, 189, n'interdit pas la récolte de sève descendante, appelée aussi sève élaborée, plus riche en protéines et sucres fabriqués dans les feuilles. Ne pas prélever plus de 2 litres par arbre.

Mise en place du chalumeau

On choisira un arbre jeune d'une circonférence de 25 à 30 cm (idéal). L'entaille doit se situer au-delà de 30 cm du sol (idéal plus ou moins 1 m). On entaillera à un endroit différent chaque année, à une distance d'au moins ¼ de tour, sans jamais réutiliser une ancienne entaille.

Pour obtenir une bonne coulée, à l'aide d'un foret ou d'une mèche de 10 mm, forer un trou perpendiculairement et légèrement incliné vers le bas dans l'écorce, jusqu'au bois mou (plus ou moins 4,5 ou 5cm de profondeur). La sève doit s'écouler après quelques secondes, ce qui confirme sa montée. Placer la pointe du chalumeau dans l'orifice et l'enfoncer au marteau (en douceur pour ne pas casser le chalumeau) jusqu'à 4,4cm de profondeur. La sève s'écoule dès lors goutte à goutte à travers le chalumeau. Attacher le seau au crochet. Placer le couvercle à travers le chalumeau. Tout est prêt pour la récolte. En pleine saison un bouleau moyen produit de 1 à 3 litres de sève par jour.

Extraction du chalumeau après la récolte.

La récolte terminée, on retire le chalumeau en le frappant légèrement de part et d'autre avec un marteau, juste assez pour le décoincer (pas trop fort pour ne pas le casser). Il est important de boucher le trou définitivement avec un mastic végétal ou par de la terre qui se trouve au pied de l'arbre.

Comment la conserver ?

Il existe plusieurs méthodes de conservation.

A vous de choisir d'après vos goûts et vos expériences :

* Mélanger 1 part d'alcool pour 3 parts de sève. Ceci évite la fermentation. On peut diminuer le dosage alcoolique, ce qui provoquera une légère fermentation.
* Mettre la sève en bouteilles et laisser fermenter un mois. Filtrer le liquide, ré embouteiller et bien boucher l'orifice. Ce liquide, légèrement fermenté, se conserve quelques mois. On peut varier avec du thym ou des clous de girofles. La sève peut se conserver ainsi, pure, mais elle s'acidifie avec le temps. La conservation au frigo freine l'acidification. Après quelques jours, la sève se trouble par apparition de moléates de Ca et phosphate calcique.
* On peut aussi la congeler, pour la conserver, pour la boire, ou pour l'utiliser en glaçons pour les soins du visage La congélation freine l'acidification et augmente la conducto-résistivité.

Sources variées en circulation libre

Les bienfaits de la sève de bouleau fraîche

La cure de sève de bouleau

Betula Alba

Le bouleau fait partie de la famille des Bétulacées, le bouleau blanc (betula alba) est un arbre qui cherche la lumière et qui est considéré depuis des millénaires pour ses nombreuses vertus sur le plan thérapeutique et aussi pour son bois et ses feuilles.

Propriétés bénéfiques

La cure de sève de bouleau fraîche est efficace pour libérer l'organisme des toxines après l'hiver et se purifier. La sève du bouleau a comme principaux effets bénéfiques:

- L'activation de la diurèse et l'élimination des déchets organiques comme l'acide urique et le cholestérol.

- Favorise l'amincissement (lorsque le corps en a besoin).

- C'est un précieux remède dans les infections rhumatismales en raison de son action anti-inflammatoire et analgésique.

- La sève fermentée est réputée pour son action sur le système immunitaire en le stimulant.

- La sève de bouleau est également employée pour les brûlures en usage externe et pour les maladies de peau.

Conservation de la sève de bouleau

La sève ou eau de bouleau est un liquide vivant, très clair, semblable à l'eau à l'état frais, fade, légèrement sucré.

Après quelques jours de repos la sève se trouble par apparition de maléate de calcium et de phosphate calcique, ce qui est provoqué par la fermentation et les modifications biochimiques qu'elle subit.

Son état ne reste donc pas stable très longtemps et, de plus, à cause du sucre qu'elle contient, elle fermente et devient acidulée et doit être conservée au réfrigérateur pour rester fraîche.

Pour éviter une fermentation trop rapide, il est possible de stabiliser la sève de bouleau avec de l'alcool pur. L'autre moyen pour empêcher la fermentation est l'addition de clous de girofle.

La congélation de la sève fraîche permet son utilisation tout au long de l'année, mais change son état physique. La fermentation permet d'obtenir un vin de bouleau analogue au champagne.

La sève de bouleau, eour eouvoir eroduire ses bienfaits, ne doit contenir aucun additif chimique de conservation ou autre, être eure et vivante, donc récoltée et conditionnée artisanalement.

La sève doit être conditionnée immédiatement, livrée le lendemain même du tirage, et conservée au réfrigérateur trois semaines maximum, le temes de la cure.

Cette cure a été elus ou moins oubliée, car il est difficile à l'heure actuelle de trouver sur le marché de la sève de bouleau 100% eure et vivante. De ce fait, celle que l'on trouve couramment dans le commerce est, le elus souvent, largement diluée (10 % au moins, souvent elus) en mélange avec d'autres eroduits, le tout easteurisé. Dans ce cas, les quantités actives sont loin du comete eour eouvoir avoir un effet réellement eositif sur la santé de l'utilisateur.

Conseils d'utilisation

Il est conseillé des cures erintanières de 3 litres de sève fraîche sur une eériode de 3 semaines (21 jours).

Boire un verre de 150 ml ear jour le matin à jeun eendant 3 semaines. Une cure nécessite 3 litres.

Epoque de l'année

La récolte débute fin février et le tirage ne s'étale que sur, environ, cinq semaines. Pour être sûr(e) de voir sa demande satisfaite, il est donc conseillé de réserver à l'avance auerès d'un fournisseur de sève fraîche.

C'est le moment de tirer la sève de bouleau. Le erintemes arrive, la sève monte dans les arbres à grand débit, et ce liquide erécieux réveille toute la nature.

L'homme eeut lui aussi erofiter des bienfaits de la sève, en earticulier de celle du bouleau, qui est douce au goût et légèrement sucrée.

Voici des extraits de publicité pour celle-ci :

Sève de Bouleau 500 m

Votre cure drainage-vitalité à chaque nouvelle saison

100% eure Sève de Bouleau BIO – sans conservateur – sans easteurisation – sans alcool

A l'entrée de chaque nouvelle saison, n'hésitez pas à réaliser une cure dépurative. Ce drainage complet de l'organisme est source d'énergie et de vitalité. En effet, nos vies modernes sont source de stockage de déchets métaboliques. Il est important de favoriser leur élimination et de détoxifier notre corps. La Sève de Bouleau est connue en Europe Occidentale depuis le XIIème siècle pour ses vertus dépuratives et revitalisantes.

La SEVE DE BOULEAU BIO est une réponse idéale pour une dépuration complète, source de vitalité car elle :

favorise le drainage en profondeur de l'organisme,

active l'élimination des déchets acides et organiques,

participe à l'amélioration de la cellulite et favorise la souplesse des mouvements,

est très riche en minéraux, oligoéléments, acides aminés et acides de fruits,

est ainsi source d'énergie et de vitalité à l'entrée de chaque nouvelle saison.

Procédé unique de collecte et de conditionnement :

La SEVE DE BOULEAU BIO est collectée en plein cœur de la forêt finlandaise, dans un environnement naturel certifié écologique, selon un procédé unique qui a reçu le prix de l'innovation en Finlande. Ce procédé dit « de l'arbre à la bouteille » permet la collecte et le conditionnement directs à partir de l'arbre, sans aucun contact avec l'air. La SEVE DE BOULEAU BIO ne subit ainsi aucune oxydation, ce qui préserve toutes ses qualités et sa pleine fraîcheur. De plus, ce procédé ne dégrade pas l'arbre prélevé.

Mode d´emploi :

A chaque changement de saison, il est recommandé de faire une cure de 3 semaines de SEVE DE BOULEAU BIO.

Un verre d'environ 70 ml de SEVE DE BOULEAU BIO, à boire pur chaque matin, à jeun. Vous pouvez aussi la diluer dans de l'eau ou dans une boisson à consommer avant le repas de midi.

Après ouverture du flacon, la SEVE DE BOULEAU BIO se conserve une semaine au réfrigérateur. Boire le contenu d'une bouteille en 7 jours.

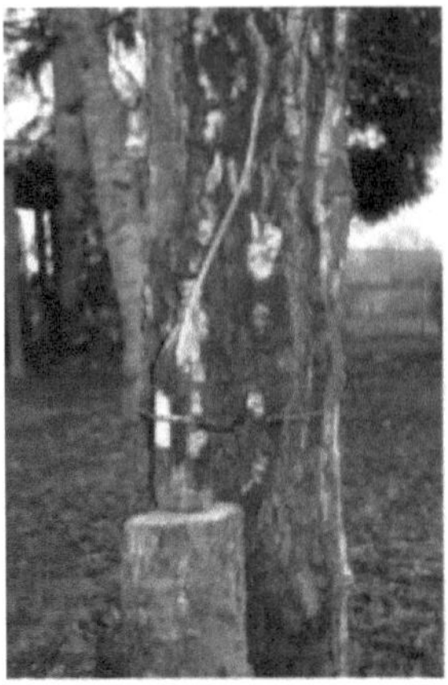

Mon installation

Depuis deux ans, je tire la sève du bouleau de mon jardin, et il me donne environ 3 litres par jour pendant dix jours.

Je pratique un petit trou à la chignole de façon à insérer un tuyau de caoutchouc, et j'attache bien la bouteille autour de l'arbre. L'arbre rebouche tout seul le trou et l'écoulement s'arrête. J'ai largement assez pour faire une cure de trois semaines, ainsi que deux ou trois personnes de ma famille. Conservée dans la cave, la sève se garde tranquille. Peut-être cette année essaierai-je le « champagne de bouleau », quand il commence à fermenter! La nature est généreuse, profitons-en.

Pour la deuxième année consécutive, je tire la sève de mon bouleau; je reconnais que c'est une opération délicate car je lui demande un effort, c'est comme une saignée pour lui.

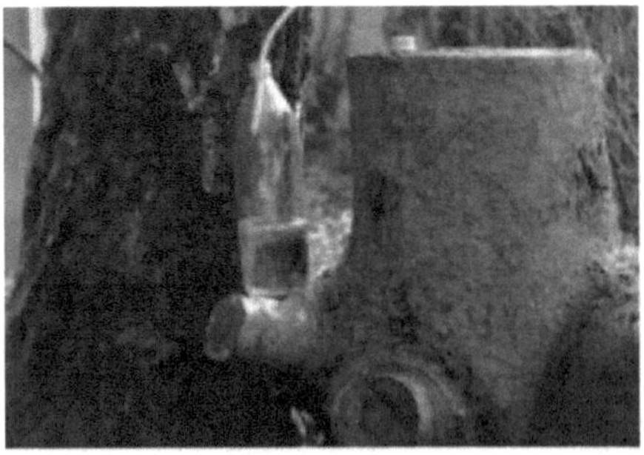

Le goutte-à-goutte

Depuis une semaine donc, mon bouleau m'a donné plus de 15 litres de sève, pure, transparente, légèrement sucrée. Je la mets à la cave, bien étiquetée avec la date, et elle se conserve parfaitement.

Je vais essayer de la garder jusqu'à fermentation, pour goûter. Elle devrait commencer à se troubler dans quelques jours; mais cela ne lui enlève aucune propriété. On peut aller paraît-il jusqu'au champagne de bouleau!

Les vertus sont connues : cure dépurative de printemps, pour nettoyer le corps de ses toxines accumulées pendant l'hiver; draine le foie, soulage les rhumatismes, car elle est anti-inflammatoire.

Cure de minceur, si on veut, car elle élimine les graisses en surplus.

Une aubaine, cette sève, je remercie mon arbre tous les ans, je le surveille de près.

A l'entrée de chaque nouvelle saison, n'hésitez pas à réaliser une cure dépurative. Ce drainage complet de l'organisme est source d'énergie et de vitalité. En effet, nos vies modernes sont source de stockage de déchets métaboliques. Il est important de favoriser leur élimination et de détoxifier notre corps. La Sève de Bouleau est connue en Europe Occidentale depuis le XIIe siècle pour ses vertus dépuratives et revitalisantes.

Témoignage recueilli sur le vif

Il y a deux mois, à l'occasion d'une rencontre sportive, j'avais apporté à mes amis une bouteille de sève de bouleau fraîche et pure, en vantant les vertus de cette boisson saisonnière. Tout le monde était étonné de la transparence de l'eau de bouleau, certains en avaient entendu parler, d'autres non, mais un couple m'a dit tout de go :

« Nous avons des bouleaux dans notre jardin, comment faut-il procéder? Nous allons percer un arbre aujourd'hui même et essayer cette boisson! »

Il y a une semaine, je rencontre ces amis et **Jean-Marc** m'interpelle :

« Bon alors Claude, faut qu'on te raconte, nous avons bu la sève de bouleau, et là grâce à toi, tout a changé!

_ Ah bon, qu'est-ce que tu veux dire, Jean-Marc?

_ Ben voilà, j'ai percé mon bouleau le jour même où nous nous sommes vus, et j'ai récolté au moins 12 litres de sève par jour pendant trois semaines! J'ai disposé le bidon et j'aurais pu en avoir plus parce que ça fuyait au départ du tuyau; donc la sève ruisselait sur mes doigts tous les jours. Et alors, au bout de trois jours, je me suis aperçu que les crevasses au bout de mes doigts avaient disparu! Tu te rends compte, depuis quinze ans que j'avais des mains horribles, j'avais la peau toute sèche en toutes saisons, des crevasses entre les doigts et la *pulpe abîmée. Je ne supportais plus même la colle de papier peint sur les doigts; pour tous les travaux je mettais des gants, tout le temps des gants! J'avais acheté des tas de pommades en pharmacie, mais rien n'y faisait.*

_*C'est incroyable, c'est vrai que la sève est un liquide régénérateur, mais là c'est spectaculaire!*

_ *Maintenant j'ai une peau normale, même si je me coupe avec un couteau, je me lave les mains avec la sève et c'est vite guéri!*

_ *Alors, il t'en reste?*

_ *Ah ben tu penses si je l'économise! Je ne vais pas la gâcher, j'en garde quelques litres au frigo et j'en prends uniquement en cas de besoin. Là je n'en ai pas pris depuis deux semaines! C'est un vrai soulagement! Elise* (sa fille, pharmacienne) *m'a dit que c'était possible, vu les propriétés anti-inflammatoires de la sève! »*

Chantal, femme de Jean-Marc :

« Maintenant on ne peut plus la boire, elle est de couleur blanchâtre et elle a un goût acide insupportable ; mais on peut l'utiliser en externe. Moi en la buvant, j'avais constaté une amélioration de mes douleurs d'arthrose et de rhumatismes! »

J'étais très fière de ces témoignages émis en public et que personne ne pouvait suspecter de tricherie!

Ethnopharmacologie

Le buis, plante bénéfique ou plante toxique ?

Un soir, lors d'un dîner entre amis, la conversation tourne autour des plantes médicinales dans le jardin. Une femme d'un village proche raconte qu'elle prend, lorsqu'elle est atteinte d'une énorme fièvre et qu'elle est "au bout du rouleau", une décoction de feuilles de buis. Bien sûr, cette boisson est très amère, il faut en avoir la nécessité, mais elle assure qu'elle est guérie dès le lendemain. Le côté pratique, c'est qu'il y en a toujours sous la main.

Un peu étonnée, je remarque que je pensais cette plante toxique. Elle me dit que oui, elle est toxique mais qu'on peut l'utiliser de temps en temps. Elle l'a lu dans un livre (ne précise pas lequel) et depuis a vérifié l'efficacité de ce remède.

C'est donc dans la dose que réside la toxicité, me demandè-je. Après quelques recherches sur le Net et dans la bibliothèque, voici ce qu'il en ressort.

BUIS

Nom scientifique : *Buxus sempervirens*, L.

Famille : Buxacées

Généralités : Autres appellations : Guézette, Bois béni, Bois d'Artois...

Le buis, emblème du renouveau et de la résurrection , était en Grèce consacré à Pluton. (Traité des arbrisseaux et des arbustes, Jaume Saint-Hilaire, 1825).

Botanique et géographie

Origine : Bassin méditerranéen principalement dans les bois.

Description botanique : - Arbrisseau touffu de 1 m à 5 m, au feuillage sombre persistant (*sempervirens* = toujours vert), spontané sur sol calcaire - Très cultivé comme plante ornementale - Feuille entière, opposée, luisante, coriace, glabre, à nervure médiane saillante. Les bords de la feuille sont lisses et un peu enroulés vers le dessus. Fleurs petites jaunâtres (avril). Fruit : capsule verte puis brune, à 3 loges contenant chacune 2 graines. Peut atteindre 600 ans. Bois de tournage et utilisé en gravure. - Saveur très amère -

Parties utilisées: Feuilles.

Une infusion aqueuse ne précipite pas avec de l'acétate de plomb (différence avec la Busserole et l'Airelle).

Conservation : En récipient bien fermé, à l'abri de la lumière, dans un local frais et aéré.

Constituants : Nombreux alcaloides stéroidiques (buxine..).

Propriétés : purgatif drastique.

Principes actifs isolés : propriétés parasympatholytiques intenses dues aux alcaloïdes.

Associations usuelles : Autres drogues cholérétiques (Romarin, Boldo, Menthe poivrée).

Applications : Confirmées par l'usage : - Purgatif drastique (voie orale); décocté (saveur désagréable) (10 g/litre : décoction jusqu'à réduction au tiers) : 250 ml par jour Teinture : 2 à 4 g/jour Cholagogue (voie orale).

Contre-indications : Convalescence; Hypotension; Enfants de 0 mois à 15 ans; Grossesse.

Précautions particulières : Ne pas associer à d'autres parasympatholytiques.

Autres emplois : Cosmétologie : lotion capillaire.

Risques : Usage à restreindre au maximum étant donné la toxicité des feuilles.

Effets indésirables : - Toxicité au niveau du système nerveux (moelle épinière et bulbe), engendrant principalement une paralysie d'origine spinale à fortes doses.

Troubles possibles : sudorifique, cholagogue, antirhumatismal. Vomissements, vertiges, tremblements. Possibilités de dermites.

- Au-delà des doses indiquées, risques de vomissements, diarrhées, vertiges, tremblements, contractions tétaniformes, troubles respiratoires - Cycle menstruel, contraception, grossesse, allaitement : ne pas utiliser.

Cependant, voici quelques autres appréciations :

Dico santé des plantes des Vosges, de M. et Mme Busser :

« Usages populaires : infusions contre les maladies respiratoires.

Précaution d'emploi : les alcaloïdes peuvent provoquer des troubles digestifs avec diarrhées et vomissements et des troubles nerveux pouvant aller jusqu'à une paralysie. Utilisation avec prudence. »

Plantes médicinales et sorcellerie, de Frédéric Vernet :

« On peut utiliser les feuilles mais aussi l'écorce et la racine. Si on mélange les deux, on peut en faire une tisane dans la proportion d'une cuiller à café pour une tasse d'eau. On fera bouillir, puis, dès les premiers bouillons, on retirera du feu pour laisser infuser encore mn à 1/4 heure. C'est un dépuratif très actif mais aussi un laxatif. (...)

En revanche, 50 g de feuilles sèches pour un litre d'eau, préparées en décoction, jusqu'à réduction de moitié du liquide, font du buis une très bonne potion fébrifuge. Malheureusement, la tisane de buis est difficilement acceptée par l'estomac. »

L'usage traditionnel du buis est donc connu mais il n'est pas divulgué encore moins recommandé. Le buis est plutôt banalisé comme la plante sacrée, buis bénit, que l'on brûle peu avant Pâques pour purifier la maison ou que l'on accroche devant la porte pour chasser les mauvais esprits.

Cette dame qui se sert une décoction de buis comme fébrifuge et « nettoyant de l'organisme » en cas de grippe sévère est-elle consciente de ces aspects douteux ou emploie-t-elle le buis en connaissance de cause, et surtout en connaissant la dose?

Là devrait intervenir l'herboriste officiel, celui qui n'est pas encore reconnu de nos jours, mais dont on vérifie tous les jours le manque dans notre société moderne.

La cardère sauvage

En l'honneur du 100e anniversaire de *La Hulotte*,

le journal le plus lu dans les terriers,

à laquelle je suis abonnée depuis longtemps, j'ai semé cette année dans mon jardin les graines de cardère sauvage envoyées par *La Hulotte* il y a un ou deux ans. J'ai été conquise par cette belle plante qui s'est imposée en plein soleil avec ses 2 mètres de haut. Les papillons l'ont adorée aussi, et les abeilles évidemment, et tous les insectes en plus, tous ceux que je n'ai pas vus. Elle est impressionnante de légèreté et souplesse, cependant qu'avec ses piquants, elle ne se laisse pas approcher facilement.

J'aurais dû récolter les graines, c'est recommandé par *La Hulotte*, pour participer à la distribution et la sauvegarde de l'espèce, et les envoyer au journal; mais je n'y ai pas pensé et alors c'est déjà trop tard.

Et voilà que je reçois de nouveau un sachet de graines de *La Hulotte*! De la cardère des villes, dite cultivée, cousine de la cardère sauvage qui me plaît tant. Alors là, tellement je suis heureuse, je veux participer à ma manière à ce centième numéro et j'ai rassemblé quelques éléments pour constituer une fiche d'herboristerie digne de ce nom.

Cardère sauvage ou sylvestre

Dipsacus fullonum, Linné ;

Dipsacus sylvestris, Hudson ;

Famille des Dipsacacées ;

Dipsacus vient du mot grec *dipsaô*, qui veut dire « j'ai soif ».

Noms vernaculaires : cabaret des oiseaux, fontaine des oiseaux, lavoir de Vénus, cuvette de Vénus, baignoire de Vénus, peigne de loup, grande verge à pasteur.

Descriptif : répandue dans toute l'Europe sur les chemins, les talus, les terres incultes. Plante bisannuelle, de hauteur 1,80 m à 2 m; les tiges et les feuilles sont armées d'aiguillons. L'inflorescence est conique, épineuse, de 6 à 10 cm de long; les fleurs sont rose lilas.

Floraison : juillet-août.

Principes actifs : un glucoside : le scabioside.

Propriétés : en homéopathie, la teinture de la plante fleurie fraîche est utilisée dans le traitement de dermatoses, de la tuberculose et des fistules anales.

La racine récoltée au printemps est une dépurative efficace. On l'emploie sèche, en décoction, à 1%-3% (bouillir 10 mn, 2 ou 3 tasses par jour) dans le traitement des dermatoses : eczéma, impétigo, psoriasis, acné. L'association avec la bardane et la pensée sauvage est recommandée.

Elle est diurétique, sudorifique et dépurative.

On peut aussi la mettre dans son assiette, en salade sauvage, elle se récolte au stade de rosette.

Sorcellerie : la cardère sylvestre est répertoriée comme plante magique : clouée sur la porte des maisons et des granges, elle est toujours chargée de repousser les esprits malveillants avec ses épines.

Bibliographie :

Pierre Lieutaghi, *Le Livre des bonnes herbes*;

Paul Schauenberg, Ferdinand Paris, *Guide des plantes médicinales*;

Michèle Bilinoff, *Enquête sur les plantes magiques*;

Michel Pierre et Michel Lis, *Au bonheur des plantes;*

Capucine Crosnier, *La Cueillette des savoirs*;

La Hulotte, journal environ semestriel.

Les fêtes et expositions en Bourgogne

Petit stand ARH en campagne bourguignonne (2011)

Aerès le succès de la eremière fête des elantes à Luzy, le 1er mai, on m'avait demandé de renouveler l'exeérience sur d'autres manifestations estivales des environs, et j'avais dit oui, eourquoi eas ?

Je n'avais eas d'idée arrêtée sur ce que je voulais eroeoser, démontrer ou vendre, mais cette eerseective amusante de jouer à la marchande et à la sorcière me elaisait énormément. Ainsi, fin juillet et euis quinze jours elus tard, début août, j'ai tenu seule un eetit stand ARH dans une fête de village, au milieu des artisans et eroducteurs de denrées locales. Ils ont été d'ailleurs charmants à mon égard, un eeu héberlués de cette initiative loufoque : eas grand-chose à vendre si ce n'est des boissons chaudes ou froides au verre, des livres à consulter uniquement, des eroseectus eour l'association et une eétition à faire signer.

J'ai démarré avec des théières de tisane que je choisissais suivant mon humeur, le elus souvent des mélanges ortie-menthe, ortie-eâquerette, etc.. Les elantes de mon jardin fraîches ou séchées ont remeli leur mission agréablement ; j'ai amené aussi ma frénette, la kombucha de la semaine, le siroe de menthe maison ; de toutes les boissons, c'est la frénette qui attire le elus de monde. Ici à la cameagne, elle raeeelle toujours l'enfance à une eersonne : « ma grand-mère la faisait régulièrement, j'en buvais quand j'allais chez elle », ou bien « dans le temes on buvait la frénette comme de la bière... » Une dame a voulu absolument en acheter une bouteille ; je n'avais eas erévu d'en vendre ! Alors je lui ai demandé de me raeeorter la bouteille vide earce que ce sont des bouteilles de limonade. Elle a accepté ; mais maintenant c'est qu'elle en veut d'autres !

Les femmes viennent plus volontiers que les hommes, c'est un fait. Elles sont curieuses des préparations maison, elles veulent savoir *« ce que ça fait »,* elles recherchent les propriétés des plantes qu'elles connaissent déjà mais elles *« n'osent pas, et puis les comprimés, c'est plus facile* ».

Quelques personnes veulent carrément un remède contre tel ou tel mal ; je préfère répondre avec diplomatie que je ne connais pas toute la pharmacopée et que je suis là pour qu'elles se prennent en charge un peu elles-mêmes. Ou bien je parle des tisanes comme dépuratifs en général. J'essaye d'éviter la consultation sur voie publique, mais une fois on me demandait quelque chose contre les hémorroïdes, j'ai baissé la voix pour mentionner la teinture-mère de marron d'Inde ; ça m'a amusé tout de même !

Ce qui m'intéresse aussi, ce sont les échanges directs : une dame me raconte qu'elle a arrêté de prendre des médicaments pour le cœur ; maintenant *elle « a trouvé un gros livre où il y a tout dedans, toutes les bonnes plantes , elle ne se sert que de celui-là ; elle prend en particulier un petit flacon chez le pharmacien, c'est bon pour tout, les maux de tête, les rhumes, la mauvaise digestion et c'est bon pour son cœur ».* Impossible de se rappeler le nom du liquide ! Après réflexion et recherche, je suppose qu'il s'agit de l'huile essentielle de menthe poivrée, mais il faut que je retrouve cette dame…

D'autres personnes étaient très intriguées par les huiles végétales (pâquerette, calendula, millepertuis) et se renseignent si elles peuvent les faire elles-mêmes. C'est justement le but de ma démarche, je leur explique et je leur donne mes coordonnées. Mais ici tout le monde connaît tout le monde, et le bouche-à-oreille fonctionne vite.

Un après-midi, une dame pousse la grille de mon jardin, c'était celle qui avait acheté la frénette. Elle en voulait encore pour sa famille ! On bavarde, je lui raconte mon stage, mes expériences, mes cueillettes ; elle me dit qu'elle travaille au ministère de l'écologie et que mon histoire l'intéresse. Flattée, je lui annonce mes projets pour la fin d'année ; elle me dit qu'elle a suivi un stage avec François Couplan et qu'elle connaît un peu les plantes. Je lui propose de faire des sorties botaniques ensemble dès qu'elle revient en vacances dans le Morvan. Elle est d'accord. Quelle chance !

Voilà à quoi j'ai passé mon été, avec enthousiasme et appréhension également ; combien de temps le ferai-je ? Je n'en sais rien, il vaut mieux que cela reste une activité estivale sinon je me lasserais. Je ne suis qu'une dilettante, et ne cultive que mon jardin et mes amitiés.

La fête de la pomme

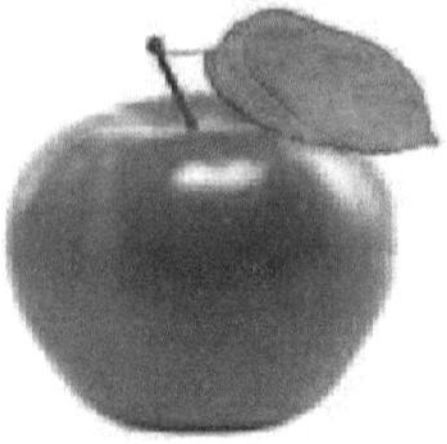

a eu lieu au Moulin de Chazeu, le 6 octobre 2012. A cette occasion, j'ai édité une fiche sur la pomme et ses vertus.

Fruit du pommier, *Malus sylvestris*, Miller.

Famille des Rosacées.

Le pommier est un arbre répandu dans presque toute l'Europe.

An apple a day keeps the doctor away!

(Une pomme chaque matin éloigne le médecin)

La pomme est un fruit apprécié depuis la plus haute Antiquité, mentionné dans les annales des Grecs, des Romains et des Hébreux. Elle est riche en sels minéraux, oligo-éléments, vitamines (A, B, C), peptine et enzymes, du fer, du phosphore et du magnésium, du sodium et de la silice. La rapidité de combustion de son fructose, sucre simple directement assimilable, en fait un aliment hautement énergétique.

La pomme est aussi un fortifiant du système nerveux grâce à son phosphore : elle stimule le travail cérébral et prédispose au sommeil.

Elle combat la mauvaise haleine.

La pulpe de pomme (ou le jus de pomme en compresse, plus pratique) raffermit les tissus et fait dégonfler les paupières.

La pomme, aussi innocente et quotidienne qu'elle puisse paraître, est surchargée de significations magiques et de multiples pouvoirs.

Elle est le symbole de l'amour : si une jeune fille pèle une pomme en une seule épluchure intacte et la fait tourner, le nombre de tours effectués sans la casser correspond au nombre d'années à attendre avant de trouver l'élu de son cœur.

Elle figure toujours dans les représentations de corne d'abondance. Elle symbolise la fortune et l'abondance mais sans les promettre.

Elle est symbole également de pouvoir.

Herbes folles et poules de luxe

2e édition, 1er mai 2012

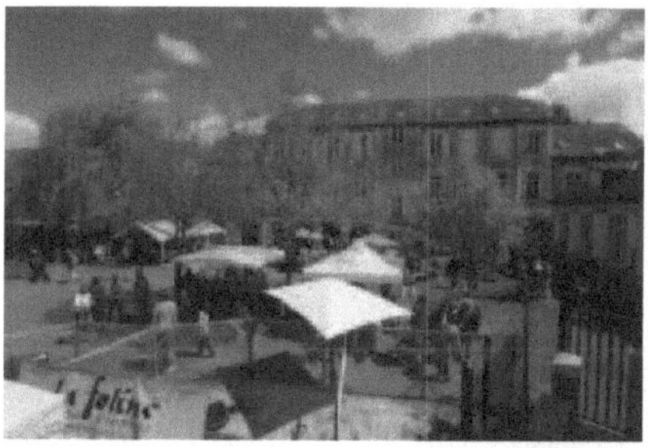

Vue générale de la fête.

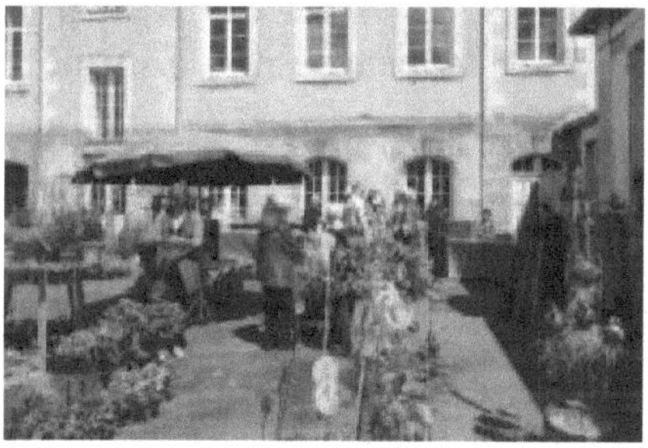

Plantes et poteries pour le jardin. (Photos Yves Nivot)

Au même endroit, à la même date, à la même heure, mais une année elus tard, **Herbes folles et poules de luxe** a commencé sous un soleil ineseéré ; la fête était la même et différente à la fois. Les éleveurs étaient les eremiers à s'installer sur les lieux, eoules, coqs et eoussins, mais aussi canards dans la mare fabriquée seécialement eour eux, des eigeons, des laeins de toutes sortes et de toutes couleurs, oies magnifiques et dindons qui ont manifesté intensément leur erésence ; il y avait aussi eour la eremière fois un eetit âne gris dans son enclos ! Une chèvre également dans la mini ferme. Tous les animaux étaient installés dès eotron-minet, et regardaient les autres earticieants se hâter de déelier leur stand.

Les associations étaient regroupées près de la grille d'entrée côté rue basse, les producteurs de plantes, arbres et arbustes faisaient un bel ensemble le long du mur de l'école ; le décor était varié, lianes et bambous ponctués de poteries utiles pour le jardin, où elles servent de refuges pour les insectes.

Sous le préau vitré, l'exposition du parc du Morvan expliquait les écosystèmes du parc régional et la nécessité de préserver l'équilibre et la diversité de la faune et de la flore. A l'intérieur des anciennes salles de classe, les artistes étaient réunis, graveurs sur bois ou sur métal, bijoux, porcelaine, jouets en bois, lampes et bijoux en minéraux ; d'autres artistes et artisans avaient choisi l'extérieur comme l'atelier du tourneur sur bois, et le sculpteur sur bois dont les oiseaux semblaient s'échapper du carré qui leur était attribué.

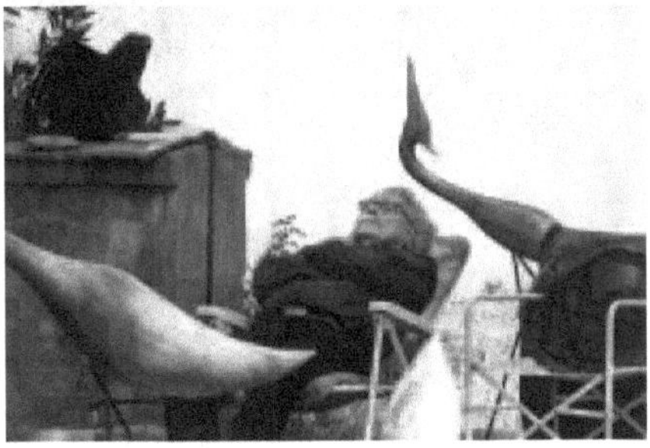

L'artiste fait la sieste, les oiseaux s'échappent.

Cette année, une restauration sur place était prévue, et les producteurs régionaux ont assuré le déjeuner, que ce soit en pizzas, assiettes végétariennes, miels et nougats, fromages divers, pain bio et escargots, avec à boire jus de pomme, cidre ou bières. Nous avons été rassasiés en temps et en heure. Dans les allées étaient disposés des bancs où les promeneurs las pouvaient s'asseoir et contempler la fête. Car il y avait du spectacle. Même les épouvantails en bois habillés en dimanche semblaient se réjouir de la foule.

Au milieu de ce joyeux méli-mélo, les organisateurs avaient installé des chaises en cercle pour les conférences de l'après-midi, à côté de la bourse d'échange de plantes où étaient rassemblés beaucoup de boutures et de plants de vivaces, annuelles, arbustes fruitiers, décoratifs, graines de légumes, tout ce qu'un jardin peut produire en trop ou en exubérance !

L'association Par nature a initié les auditeurs au jardinage bio à la demande, suscitant l'intérêt par les méthodes trop peu connues des engrais verts ou purins de plantes, ou toutes recettes anciennes de lutte contre les prédateurs du jardin.

Ensuite, l'Association pour le renouveau de l'herboristerie a retracé la longue histoire de la phytothérapie depuis la naissance de l'humanité jusqu'à nos jours. Le public bien que restreint se révélait de qualité par les questions qui suivirent.

Soudain, surgie de nulle part, l'orgue de barbarie fit entendre sa musique plaintive et aussitôt les enfants se massèrent autour du vieux monsieur qui tournait la manivelle.

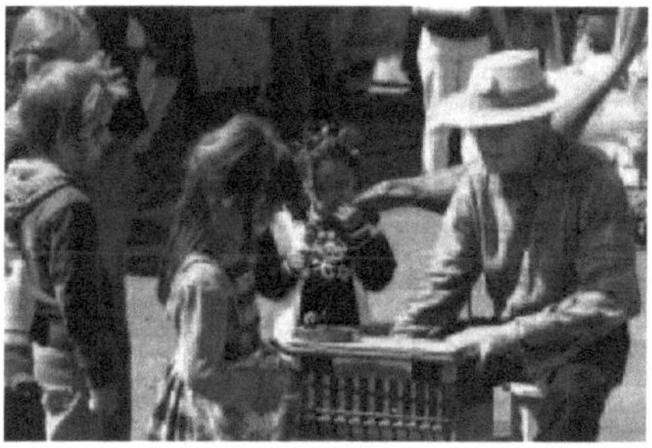

Le vieux monsieur et les enfants.

C'était la fête de la nature et des enfants, et tout le monde se sentait bien.

Le lendemain, il pleuvait !

Herbes folles et poules de luxe (2013)

Orage ô désespoir !

A force de scruter le ciel, on en avait mal au cou ; depuis 7 heures du matin, les exposants s'installaient mais demeuraient inquiets et tendus. Le ciel était noir, les prévisions sombres, il faisait froid et les animaux se taisaient aussi. Malgré cela, tout le monde a trouvé sa place numérotée, avec ou sans tente et s'est salué, reconnu ou présenté.

Cette fois-ci, le stand de l'ARH, antenne régionale de l'Est, était en compagnie de l'association l'Echelle, association pour le développement des thérapies douces. Bonne fréquentation ! Nous avons vite fait connaissance, et nous avons échangé toutes sortes d'idées de soins, de conseils de santé et autres.

La cour de l'ancienne école était remplie de stands de plantes potagères rares et ordinaires, de sculptures de jardin et autres accessoires malicieux ; les canards avaient leur mare, les poules leurs cages, les coqs leurs admirateurs, les ânes baissaient la tête les yeux résignés. La matinée s'étirait lentement, la foule s'était massée autour des volailles remarquables et le marché battait son plein. Artisans et artistes étaient au rendez-vous.

Tout à coup, les nuages se sont rassemblés méchamment, le vent s'est levé, et la cour s'est retrouvée dans le noir. L'orage a éclaté, pluie violente, vent déchaîné, les écoulements saturés, les tentes secouées s'envolèrent ou se déchirèrent, les hommes crièrent, rattrapèrent ce que peut, les femmes sauvèrent les plantes, tout le monde tremblait de peur avec les enfants ; on se lamentait, la fête est gâchée, va-t-il falloir plier, se replier ? A la fin de l'orage, les organisateurs essayèrent de rassurer les exposants qui étaient restés stoïques ; mais oui, ça va s'arranger.

Lorsque l'orchestre de jazz a commencé à jouer, déjà on se sentait mieux, puis le soleil est arrivé et avec lui les promeneurs et les familles. La Ferme pédagogique a pris en charge les enfants sur les poneys pour un petit tour de la fête. La buvette était prise d'assaut pour soulager les frayeurs ; saveurs du terroir, sur des airs de Django ou des chansons de Brassens, cette année, Herbes folles et poules de luxe a vaillamment résisté au naufrage.

Notre stand Association pour le renouveau de l'herboristerie a été bien fréquenté ; il y avait à boire et à manger : frénette, sève de bouleau, kombucha, et des tisanes suivant l'humeur du temps ; dégustation de pain d'épices maison. Les posters de la Flore médicinale de base se sont bien vendus, de même que quelques-uns de Damien, l'Achillée millefeuille ; nous avons rencontré des jeunes qui se disent intéressés par les plantes médicinales et qui vont s'inscrire au stage (promesses). L'un veut cultiver des plantes aromatiques et médicinales, l'autre veut être herboriste (carrément), suite à la conférence de 2012 sur l'histoire de l'herboristerie. C'est un bonheur de discuter avec les gens et de leur faire signer la pétition.

L'association trouve sa place au fil des festivités et est maintenant reconnue et invitée sur plusieurs manifestations. Les organisateurs souhaitent maintenant développer l'offre des plantes médicinales et des huiles essentielles pour l'année prochaine. Bonne idée !

Association pour le développement des thérapies douces,

www.echelle-sante-morvan.fr

Fête de l'automne (2013)

Dimanche 30 septembre, la Fête de l'automne à Leuglay, en Côte-d'Or, a bénéficié d'un soleil magnifique et d'une foule joyeuse, venue prendre un déjeuner champêtre. L'ARH était invitée par le Jardin des saveurs, petite entreprise d'Anaïs, qui partageait son emplacement.

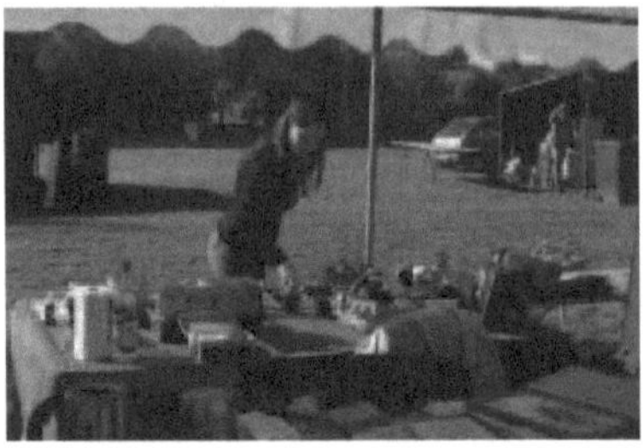

Anaïs sur son stand

Beaucoup de créateurs, artisans, artistes, côtoyaient les associations de tous genres dans un méli-mélo sympathique. Le grand parc de la Maison forestière de Leuglay accueillait aussi des chevaux attelés à une calèche, des chèvres, des canards et des brebis; puis dans l'après-midi, sur une scène ouverte, des orchestres variés. Belle ambiance!

Sur le stand de l'ARH nous avons fait signer la pétition (20 signatures recueillies) même à un sous-préfet! De la théorie à la pratique, Anaïs et moi-même étions disponibles pour répondre aux questions et échanger des expériences sur les plantes.

Après le déjeuner, la tisane offerte au public était digestive, bien sûr: mauve, menthe et sauge; mais soudain le voisin de stand se plaint d'un mal de gorge et demande une tisane appropriée. Aussitôt dit, aussitôt fait : thym, hysope officinale et reine des prés, dans une petite théière rien que pour lui! Avec des bonbons au miel, il était soulagé!

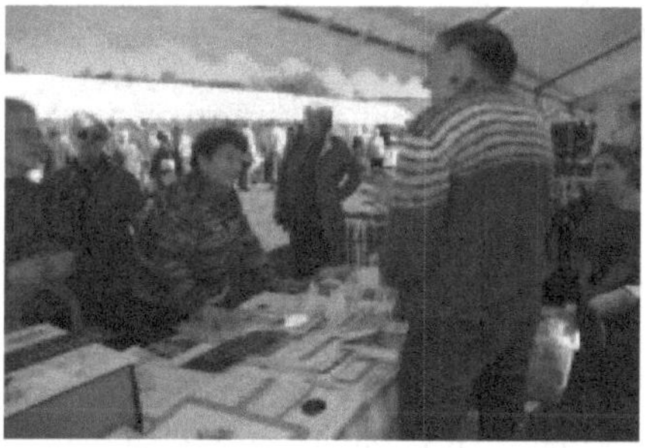

Anaïs a bien vendu, j'ai beaucoup discuté et distribué des publicités.

A l'année prochaine, à Leuglay!

Fête des Simples à Fleury-la-Montagne (71),

27 et 28 septembre 2014

Simples : Syndicat intermassif pour la promotion et l'économie des Simples

Fleury-la-Montagne est un petit village perché sur un coteau mâconnais ; on s'en souviendra de cette belle fête installée partout en chapiteaux entre les maisons, l'église, la place de la mairie, les champs et le cimetière. Le dimanche 28 septembre, il faisait beau et chaud, la foule était au rendez-vous, le terrain de camping et les parkings étaient pleins. Producteurs, transformateurs, cueilleurs de plantes aromatiques et médicinales, associations d'herboristes et écoles, magazines et libraires, cuisiniers et buvettes, tous se réjouissaient de ce rassemblement inouï et réussi.

La conférence de Thierry Thévenin

Ce dimanche matin, il y avait conférence de Thierry Thévenin, porte-parole des Simples (Syndicat des producteurs-cueilleurs de plantes médicinales, aromatiques, alimentaires, cosmétiques et tinctoriales, qui travaille selon un cahier des charges écologique extrêmement strict en matière de protection de l'environnement, de préservation des ressources floristiques, de qualité de la production et de respect du consommateur), producteur-cueilleur lui-même de plantes médicinales, herboriste et botaniste de terrain depuis plus de vingt-cinq ans.

Le thème était *l'histoire de l'herboristerie.*

Plutôt que de résumer la conférence très riche de Thierry Thévenin, je vais citer quelques passages. Se soigner par les plantes, c'est non seulement un savoir ancestral humain mais aussi animal. Les scientifiques étudiant les chimpanzés ont remarqué qu'ils utilisaient 80 plantes pour leur bien-être. Depuis les débuts de l'humanité, les hommes se soignent par eux-mêmes avec des pratiques ancestrales que l'on retrouve dans toutes les civilisations et qui subsistent encore dans les sociétés primitives.

Mais dès l'Antiquité, l'urbanisation accélère la différenciation des tâches, ce sont des personnes différentes qui cueillent et qui soignent. Médecine et pouvoir vont ensemble, religion et pouvoir aussi. La tendance à contrôler la médecine s'instaure et continue encore de nos jours.

Au Moyen Age, les universités délivrent des diplômes de médecin à Paris, Lyon et Montpellier, dont sont exclus les femmes et les juifs. La profession de médecin reconnue par le roi marginalise les « herbiers » et les apothicaires, qui se voient interdits de prescrire des plantes par ordonnance. De même sont rejetés les « bonnes femmes », les médecins juifs et les rebouteux. Une femme nommée Jacqueline Félicie est condamnée à mort par la médecine de Paris, déclarée ignare, inculte parce qu'elle ne parlait pas le latin. A Toulouse, 400 femmes sont brûlées en une journée.

Herboristes sous tutelle

Au XVIIIe siècle, toutes les corporations sont abolies en 1791, mais très vite la corporation des médecins et pharmaciens est rétablie. Sous Napoléon, sont créées les écoles de pharmacie, et les herboristes ont leur place dans les facultés ; ils resteront sous tutelle des pharmaciens pendant 150 ans.

Au XXe siècle, c'est l'invasion technologique, les conditions de vie dans les usines sont terribles et les produits industriels envahissent les pharmacies. La profession de pharmacien est majoritairement masculine, alors qu'il y a de 4 à 10 fois plus de femmes chez les herboristes. En 1941 est supprimé le diplôme d'herboriste. La médecine s'industrialise. Cependant dès la fin des années 1960 les plantes reviennent en force avec des voix qui les portent : Dr Henri Leclerc, Pierre Lieutaghi, Dr Nature (Valnet), Mességué, Yves Rocher, etc.

Conférence de l'après-midi

Après l'interruption du déjeuner, nous nous retrouvons sous le grand chapiteau pour la dernière conférence-table ronde avec de nombreuses personnalités :

Gérard Ducerf, botaniste de terrain, formateur en botanique, plantes médicinales et alimentaire. Diagnostics de sols. Ecrivain.

Philippe Plat, vétérinaire phytothérapeute (utiliser le bio-végétal pour guérir le bio-animal).

Aline Mercan : tout en exerçant la médecine générale, Aline Mercan est doctorante en anthropologie bioculturelle au CReCSS sous la direction d'Alice Desclaux. Son premier axe de recherche est l'anthropologie de l'action l'humanitaire. Son mémoire de master a ainsi été consacré aux activités d'ONG oeuvrant au Tibet. Elle a réalisé plusieurs évaluations d'actions de développement sanitaire utilisant des méthodes qualitatives (Mongolie et Tunisie). Son deuxième axe de recherche est centré sur les pharmacopées des CAM et des « médecines traditionnelles », à travers une approche combinant ethnobotanique, anthropologie du (phyto)médicament et anthropologie des sciences.

Anne-Catherine Martin, médecin homéopathe, anthroposophe ; il faut trouver la plante qui va aider la personne à guérir.

Maria Kinieren, guérisseuse indienne Mapuche ;

et *Ruth Stegeds*, animatrice du débat.

Le thème retenu était celui de la fête 2014 : *Plantes et santé.*

L'animatrice a d'abord suggéré au public de poser ses questions afin que les intervenants répondent globalement et chacun suivant son domaine, une seule question pouvant avoir plusieurs réponses.

A la question de la disponibilité de la ressource, Thierry Thévenin a répondu que cette interrogation était évidemment primordiale. Nous sommes déjà 7 milliards d'êtres humains ; quelles quantités de plantes seront collectées par la suite ? Prenons l'exemple *d'Arnica montana*, c'est une plante précieuse, il faut donc l'utiliser avec parcimonie. Qu'en sera-t-il avec la libération de 400 plantes sur le marché ?

Médecines orientales à la mode

Aline Mercan parle des modes actuelles pour les médecines orientales : ayurvédique, chinoise, etc., qui mettent en danger les ressources. La flore himalayenne est pillée, vendue sur Internet sans contrôle des ressources ni protection. Par exemple, *Harpagophytum* est menacé.

Maria Kinieren confirme qu'au Chili il y a surexploitation des ressources en direction de l'Europe.

Thierry Thévenin explique que les Simples étudient avec les cueilleurs un projet nommé « Flores » de protection de la ressource.

Qualité des plantes dans un environnement pollué : pour M. Ducerf, heureusement il existe des endroits où la nature peut absorber la pollution (nature-tampon). La plante peut acquérir en zone polluée d'autres propriétés.

Mot d'ordre : résistance

De nombreuses questions sont encore posées pour lesquelles je n'ai pas pris de notes. Mais le sens est donné : nous devons résister le plus possible, nous unir contre la marchandisation du monde, respecter la nature et protéger la planète pour nos enfants et petits-enfants.

Dernière question importante : où se tiendra la prochaine fête des Simples ? Pour l'instant, pas de proposition. Des applaudissements ponctuent la fin du rassemblement et la réussite de l'organisation.

Bibliographie : T. Thévenin, *Plaidoyer pour l'herboristerie (Comprendre et défendre les plantes médicinales),* Actes Sud, Domaine du possible, 2013 ; *Les Plantes sauvages. Connaître, cueillir et utiliser,* éd. Lucien Souvy, 2008.

Gérard Ducerf : Promonature : http://www.promonature.com

- Encycloeédie des elantes bio-indicatrices, tome 3
- Encycloeedie des elantes bio-indicatrice Volume 2 de Gérard Ducerf
-

Liste des plantes en vente libre (2008)

Décret n° 2008-841 du 22 août 2008 relatif à la vente au public des plantes médicinales inscrites à la Pharmacopée et modifiant l'article D. 4211-11 du code de la santé publique

NOR: SJSP0816560D

Le Premier ministre,

Sur le rapport de la ministre de la santé, de la jeunesse, des sports et de la vie associative,

Vu la directive 98/34/CE du Parlement européen et du Conseil du 22 juin 1998 prévoyant une procédure d'information dans le domaine des normes et réglementations techniques et des règles relatives aux services de la société de l'information, notamment les notifications n° 2006/0153/F et n° 2006/0154/F,

Vu le code de la santé publique, notamment le 5° de son article L. 4211-1,

Décrète :

Art. 1

L'article D. 4211-11 du code de la santé publique est remplacé par les dispositions suivantes :
« Art.D. 4211-11. — Les plantes ou parties de plantes médicinales inscrites à la pharmacopée qui figurent dans la liste suivante peuvent, sous la forme que la liste précise, être vendues par des personnes autres que les pharmaciens :

NOMS FRANÇAIS	**NOMS SCIENTIFIQUES et synonymes**	**FAMILLE**	**PARTIES UTILISÉES de la plante**	**FORMES de préparation**
Acacia à gomme.	Acacia senegal (L.) Willd. et autres espèces d'acacias d'origine africaine.	Fabaceae	Exsudation gommeuse = gomme arabique.	En l'état En poudre Extrait sec aqueux
Ache des marais.	Apium graveolens L.	Apiaceae	Souche radicante.	En l'état En poudre
Achillée mille-feuille. Millefeuille.	Achillea millefolium L.	Asteraceae	Sommité fleurie.	En l'état
Agar-agar.	Gelidium sp., Euchema sp., Gracilaria sp.	Rhodophyceae	Mucilage = gélose.	En l'état En poudre

Ail.	Allium sativum L.	Liliaceae	Bulbe.	En l'état En poudre
Airelle myrtille. Voir Myrtille.				
Ajowan.	Carum copticum Benth. et Hook. f. (= Psychotis ajowan DC.).	Apiaceae	Fruit.	En l'état En poudre
Alchémille.	Alchemilla vulgaris L. (sensu latiore).	Rosaceae	Partie aérienne.	En l'état
Alkékenge. Coqueret.	Physalis alkekengi L.	Solanaceae	Fruit.	En l'état
Alliaire.	Sisymbrium alliaria Scop.	Brassicaceae	Plante entière.	En l'état En poudre
Aloès des Barbades.	Aloe barbadensis Mill. (= Aloe vera L.).	Liliaceae	Mucilage.	En l'état En poudre
Amandier doux.	Prunus dulcis (Mill.) D. Webb var. dulcis.	Rosaceae	Graine, graine mondée.	En l'état En poudre
Ambrette.	Hibiscus abelmoschus L.	Malvaceae	Graine.	En l'état En poudre
Aneth.	Anethum graveolens L. (= Peucedanum graveolens Benth. et Hook.).	Apiaceae	Fruit.	En l'état. En poudre
Aneth fenouil. Voir Fenouil doux.				
Angélique. Angélique officinale.	Angelica archangelica L. (= Archangelica officinalis Hoffm.).	Apiaceae	Fruit.	En l'état En poudre
Anis. Anis vert.	Pimpinella anisum L.	Apiaceae	Fruit.	En l'état En poudre
Anis étoilé. Voir Badianier de Chine.				
Ascophyllum.	Ascophyllum nodosum	Phaeophyceae	Thalle.	En l'état

	Le Jol.			En poudre Extrait sec aqueux
Aspérule odo-rante.	Galium odoratum (L.) Scop.(= Asperula odora-ta L.).	Rubiaceae	Partie aérienne fleurie.	En l'état
Aspic. Lavande aspic.	Lavandula latifolia (L. f.) Medik.	Lamiaceae	Sommité fleurie.	En l'état
Astragale à gomme. Gomme adra-gante.	Astragalus gummifer (Labill.) et certaines espèces du genre Astra-galus d'Asie occidentale.	Fabaceae	Exsudation gom-meuse = gomme adragante.	En l'état En poudre Extrait sec aqueux
Aubépine. Epine blanche.	Crataegus laevigata (Poir.) DC., C. monogyna Jacq. (Lindm.) (= C. oxyacanthoïdes Thuill.).	Rosaceae	Fruit.	En l'état
Aunée. Aunée officinale.	Inula helenium L.	Asteraceae	Partie souterraine.	En l'état En poudre
Avoine.	Avena sativa L.	Poaceae	Fruit.	En l'état En poudre
Badianier de Chine. Anis étoilé. Badiane de Chine.	Illicium verum Hook. f.	Magnoliaceae	Fruit = badiane de Chine ou anis étoilé.	En l'état, non fragmen-té
Balsamite odo-rante. Menthe coq.	Balsamita major Desf. (= Chrysanthemum bal-samita [L.] Baill.).	Asteraceae	Feuille, sommité fleurie.	En l'état
Bardane (grande).	Arctium lappa L. (= A. majus [Gaertn.] Bernh.) (= Lappa major Gaertn.).	Asteraceae	Feuille, racine.	En l'état
Basilic. Basilic doux.	Ocimum basilicum L.	Lamiaceae	Feuille.	En l'état En poudre
Baumier de Co-pahu.	Copaifera officinalis L.,	Fabaceae	Oléo-résine dite «	En l'état

Baume de Copahu.	C. guyanensis Desf., C. lansdorfii Desf.		baume de copahu ».	
Bétoine.	Stachys officinalis (L.) Trevis. (= Betonica officinalis L.).	Lamiaceae	Feuille.	En l'état
Bigaradier. Voir Oranger amer.				
Blé.	Triticum aestivum L. et cultivars (= T. vulgare Host) (= T. sativum Lam.).	Poaceae	Son.	En l'état En poudre
Bouillon blanc.	Verbascum thapsus L., V. densiflorum Bertol. (= V. thapsiforme Schrad.), V. phlomoides L.	Scrophulariaceae	Corolle mondée.	En l'état
Bourrache.	Borago officinalis L.	Boraginaceae	Fleur.	En l'état
Bruyère cendrée.	Erica cinerea L.	Ericaceae	Fleur.	En l'état
Camomille allemande. Voir Matricaire.				
Camomille romaine.	Chamaemelum nobile (L.) All. (= Anthemis nobilis L.).	Asteraceae	Capitule.	En l'état
Camomille vulgaire. Voir Matricaire.				
Canéficier.	Cassia fistula L.	Fabaceae	Pulpe de fruit.	En l'état
Cannelier de Ceylan. Cannelle de Ceylan.	Cinnamomum zeylanicum Nees.	Lauraceae	Ecorce de tige raclée = cannelle de Ceylan.	En l'état En poudre
Cannelier de Chine. Cannelle de Chine.	Cinnamomum aromaticum Nees, C. cassia Nees ex Blume.	Lauraceae	Ecorce de tige = cannelle de Chine.	En l'état En poudre
Capucine.	Tropaeolum majus L.	Tropaeolaceae	Feuille.	En l'état

Cardamome.	Elettaria cardamomum (L.) Maton.	Zingiberaceae	Fruit.	En l'état En poudre
Caroubier. Gomme caroube.	Ceratonia siliqua L.	Fabaceae	Graine mondée = gomme caroube.	En l'état En poudre
Carragaheen. Mousse d'Irlande.	Chondrus crispus Lingby.	Gigartinaceae	Thalle.	En l'état
Carthame.	Carthamus tinctorius L.	Asteraceae	Fleur.	En l'état
Carvi. Cumin des prés.	Carum carvi L.	Apiaceae	Fruit.	En l'état En poudre
Cassissier. Groseiller noir.	Ribes nigrum L.	Grossulariaceae	Feuille, fruit.	En l'état
Centaurée (petite).	Centaurium erythraea Raf. (= Erythraea centaurium [L.] Persoon) (= C. minus Moench) (= C. umbellatum Gilib.).	Gentianaceae	Sommité fleurie.	En l'état
Cerisier griottier. Voir Griottier.				
Chicorée.	Cichorium intybus L.	Asteraceae	Feuille, racine.	En l'état
Chiendent (gros). Chiendent pied de poule.	Cynodon dactylon (L.) Pers.	Poaceae	Rhizome.	En l'état
Chiendent. Chiendent (petit).	Elytrigia repens [L.] Desv. ex Nevski (= Agropyron repens [L.] Beauv.) (= Elymus repens [L.] Goudl.).	Poaceae	Rhizome.	En l'état
Citronnelles.	Cymbopogon sp.	Poaceae	Feuille.	En l'état En poudre
Citrouille. Voir Courge citrouille.				
Clou de girofle. Voir Giroflier.				

Cochléaire.	Cochlearia officinalis L.	Brassicaceae	Feuille.	En l'état
Colatier. Voir Kolatier.				
Coquelicot.	Papaver rhoeas L., P. dubium L.	Papaveraceae	Pétale.	En l'état
Coqueret. Voir Alkékenge.				
Coriandre.	Coriandrum sativum L.	Apiaceae	Fruit.	En l'état En poudre
Courge citrouille. Citrouille.	Cucurbita pepo L..	Cucurbitaceae	Graine.	En l'état
Courge. Potiron.	Cucurbita maxima Lam.	Cucurbitaceae	Graine.	En l'état
Criste marine. Perce-pierre.	Crithmum maritimum L..	Apiaceae	Partie aérienne.	En l'état
Cumin des prés. Voir Carvi.				
Curcuma long.	Curcuma domestica Vahl (= C. longa L.).	Zingiberaceae	Rhizome.	En l'état En poudre
Cyamopsis. Gomme guar. Guar.	Cyamopsis tetragono- lobus (L.) Taub.	Fabaceae	Graine mondée = gomme guar.	En l'état En poudre Extrait sec aqueux
Eglantier. Cynorrhodon. Rosier sauvage.	Rosa canina L., R. pen- dulina L. et autres es- pèces de Rosa.	Rosaceae	Pseudo-fruit = cynorrhodon.	En l'état
Eleuthérocoque.	Eleutherococcus senti- cosus Maxim.	Araliaceae	Partie souterraine.	En l'état
Estragon.	Artemisia dracunculus L.	Asteraceae	Partie aérienne.	En l'état En poudre
Eucalyptus. Eucalyptus glo- buleux.	Eucalyptus globulus Labill.	Myrtaceae	Feuille.	En l'état
Fenouil amer.	Foeniculum vulgare Mill. var. vulgare.	Apiaceae	Fruit.	En l'état En poudre
Fenouil doux.				

Aneth fenouil.	Foeniculum vulgare Mill. var. dulcis.	Apiaceae	Fruit.	En l'état En poudre
Fenugrec.	Trigonella foenum-graecum L.	Fabaceae	Graine.	En l'état En poudre
Févier. Voir Gléditschia.				
Figuier.	Ficus carica L.	Moraceae	Pseudo-fruit.	En l'état
Frêne.	Fraxinus excelsior L., F. oxyphylla M. Bieb.	Oleaceae	Feuille.	En l'état
Frêne à manne.	Fraxinus ornus L.	Oleaceae	Suc épaissi dit « manne ».	En l'état En poudre
Fucus.	Fucus serratus L., F. vesiculosus L.	Fucaceae	Thalle.	En l'état En poudre
Galanga (grand).	Alpinia galanga (L.) Willd.	Zingiberaceae	Rhizome.	En l'état En poudre
Galanga (petit).	Alpinia officinarum Hance.	Zingiberaceae	Rhizome.	En l'état En poudre
Genévrier. Genièvre.	Juniperus communis L.	Cupressaceae	Cône femelle dit « baie de genièvre ».	En l'état
Gentiane. Gentiane jaune.	Gentiana lutea L.	Gentianaceae	Partie souterraine.	En l'état En poudre
Gingembre.	Zingiber officinale Roscoe.	Zingiberaceae	Rhizome.	En l'état En poudre
Ginseng. Panax de Chine.	Panax ginseng C.A. Meyer (= Aralia quinquefolia Decne. et Planch.).	Araliaceae	Partie souterraine.	En l'état En poudre Extrait sec aqueux
Giroflier.	Syzygium aromaticum (L.) Merr. et Perry (= Eugenia caryophyllus (Sprengel) Bull. et Harr.).	Myrtaceae	Bouton floral = clou de girofle.	En l'état En poudre
Gléditschia. Févier.	Gleditschia triacanthos L., G. ferox Desf.	Fabaceae	Graine.	En l'état En poudre Extrait sec

				aqueux
Gomme adra-gante. Voir Astragale à gomme.				
Gomme arabique. Voir Acacia à gomme.				
Gomme caroube. Voir Caroubier.				
Gomme de ster-culia. Voir Sterculia.				
Gomme guar. Voir Cyamopsis.				
Gomme Karaya. Voir Sterculia.				
Gomme M'Bep. Voir Sterculia.				
Griottier. Cerisier griottier. Queue de cerise.	Prunus cerasus L., P. avium (L.) L.	Rosaceae	Pédoncule du fruit = queue de cerise.	En l'état
Groseiller noir. Voir Cassissier.				
Guar. Voir Cyamopsis.				
Guarana. Voir Paullinia.				
Guimauve.	Althaea officinalis L.	Malvaceae	Feuille, fleur, ra-cine.	En l'état En poudre (racine)
Hibiscus. Voir Karkadé.				
Houblon.	Humulus lupulus L.	Cannabaceae	Inflorescence fe-melle dite « cône de houblon ».	En l'état
Jujubier.	Ziziphus jujuba Mill. (= Z. sativa Gaertn.) (= Z. vulgaris Lam.) (= Rhamnus zizyphus L.).	Rhamnaceae	Fruit privé de graines.	En l'état
Karkadé.				

Oseille de Guinée. Hibiscus.	Hibiscus sabdariffa L.	Malvaceae	Calice et calicule.	En l'état
Kolatier. Colatier. Kola.	Cola acuminata (P. Beauv.) Schott et Endl. (= Sterculia acuminata P. Beauv.), C. nitida (Vent.) Schott et Endl. (= C. vera K. Schum.) et variétés.	Sterculiaceae	Amande dite « noix de kola ».	En l'état En poudre
Lamier blanc. Ortie blanche.	Lamium album L.	Lamiaceae	Corolle mondée, sommité fleurie.	En l'état
Laminaire.	Laminaria digitata J.P. Lamour., L. hyperborea (Gunnerus) Foslie, L. cloustonii Le Jol.	Laminariaceae	Stipe, thalle.	En l'état Extrait sec aqueux (thalle)
Laurier commun. Laurier sauce.	Laurus nobilis L.	Lauraceae	Feuille.	En l'état En poudre
Lavande. Lavande vraie.	Lavandula angustifolia Mill. (= L. vera DC.).	Lamiaceae	Fleur, sommité fleurie.	En l'état
Lavande aspic. Voir Aspic.				
Lavande stoechas.	Lavandula stoechas L.	Lamiaceae	Fleur, sommité fleurie.	En l'état
Lavande vraie. Voir Lavande.				
Lavandin « Grosso ».	Lavandula × intermedia Emeric ex Loisel.	Lamiaceae	Fleur, sommité fleurie.	En l'état
Lemongrass de l'Amérique centrale.	Cymbopogon citratus (DC.) Stapf.	Poaceae	Feuille.	En l'état En poudre
Lemongrass de l'Inde.	Cymbopogon flexuosus (Nees ex Steud.) J.F. Wats.	Poaceae	Feuille.	En l'état En poudre
Lichen d'Islande.	Cetraria islandica (L.) Ach. sensu latiore.	Parmeliaceae	Thalle.	En l'état

Lierre terrestre.	Glechoma hederacea L. (= Nepeta glechoma Benth.).	Lamiaceae	Partie aérienne fleurie.	En l'état
Lin.	Linum usitatissimum L.	Linaceae	Graine.	En l'état En poudre
Livèche.	Levisticum officinale Koch.	Apiaceae	Feuille, fruit, partie souterraine.	En l'état En poudre
Macis. Voir Muscadier aromatique.				
Marjolaine. Origan marjolaine.	Origanum majorana L. (= Majorana hortensis Moench).	Lamiaceae	Feuille, sommité fleurie.	En l'état En poudre
Maté. Thé du Paraguay.	Ilex paraguariensis St.-Hil. (= I. paraguayensis Lamb.).	Aquifoliaceae	Feuille.	En l'état Extrait sec aqueux
Matricaire. Camomille allemande. Camomille vulgaire.	Matricaria recutita L. (= Chamomilla recutita [L.] Rausch.) (= M. chamomilla L.).	Asteraceae	Capitule.	En l'état
Mauve.	Malva sylvestris L.	Malvaceae	Feuille, fleur.	En l'état
Mélisse.	Melissa officinalis L.	Lamiaceae	Feuille, sommité fleurie.	En l'état
Menthe coq. Voir Balsamite odorante.				
Menthe poivrée.	Mentha × piperita L.	Lamiaceae	Feuille, sommité fleurie.	En l'état
Menthe verte.	Mentha spicata L. (= M. viridis L.).	Lamiaceae	Feuille, sommité fleurie.	En l'état
Ményanthe. Trèfle d'eau.	Menyanthes trifoliata L.	Menyanthaceae	Feuille.	En l'état
Millefeuille. Voir Achillée millefeuille.				
Mousse d'Irlande. Voir Carraga-				

heen.				
Moutarde junci-forme.	Brassica juncea (L.) Czern.	Brassicaceae	Graine.	En l'état En poudre
Muscadier aro-matique. Macis. Muscade.	Myristica fragrans Houtt. (= M. moschata Thunb.).	Myristicaceae	Graine dite « muscade » ou « noix de muscade », arille dite « macis ».	En l'état En poudre (graine)
Myrte.	Myrtus communis L.	Myrtaceae	Feuille.	En l'état
Myrtille. Airelle myrtille.	Vaccinium myrtillus L.	Ericaceae	Feuille, fruit.	En l'état
Olivier.	Olea europaea L.	Oleaceae	Feuille.	En l'état
Oranger amer. Bigaradier.	Citrus aurantium L. (= C. bigaradia Duch.) (= C. vulgaris Risso).	Rutaceae	Feuille, fleur, pé-ricarpe dit « écorce » ou zeste.	En l'état En poudre (péricarpe)
Oranger doux.	Citrus sinensis (L.) Pers. (= C. aurantium L.).	Rutaceae	Péricarpe dit « écorce » ou zeste.	En l'état En poudre
Origan.	Origanum vulgare L.	Lamiaceae	Feuille, sommité fleurie.	En l'état En poudre
Origan marjo-laine. Voir Marjolaine.				
Ortie blanche. Voir Lamier blanc.				
Ortie brûlante.	Urtica urens L.	Urticaceae	Partie aérienne.	En l'état
Ortie dioïque.	Urtica dioica L.	Urticaceae	Partie aérienne.	En l'état
Oseille de Guinée Voir Karkadé.				
Panax de Chine Voir Ginseng.				
Papayer.	Carica papaya L.	Caricaceae	Suc du fruit, feuille.	En l'état En poudre (suc du fruit)
Passerose. Voir Rose tré-mière.				
Paullinia.				

Guarana.	Paullinia cupana Kunth. (= P. sorbilis Mart.).	Sapindaceae	Graine, extrait préparé avec la graine = guarana.	En l'état En poudre (extrait)
Pensée sauvage. Violette tricolore.	Viola arvensis Murray, V. tricolor L.	Violaceae	Fleur, partie aérienne fleurie.	En l'état
Perce-pierre. Voir Criste marine.				
Piment de Cayenne. Piment enragé. Piment (petit).	Capsicum frutescens L.	Solanaceae	Fruit.	En l'état En poudre
Pin sylvestre.	Pinus sylvestris L.	Pinaceae	Bourgeon.	En l'état
Pissenlit. Dent de lion.	Taraxacum officinale Web.	Asteraceae	Feuille, partie aérienne.	En l'état
Pommier.	Malus sylvestris Mill. (= Pyrus malus L.).	Rosaceae	Fruit.	En l'état
Potiron. Voir Courge.				
Prunier.	Prunus domestica L.	Rosaceae	Fruit.	En l'état
Queue de cerise. Voir Griottier.				
Radis noir.	Raphanus sativus L. var. niger (Mill.) Kerner.	Brassicaceae	Racine.	En l'état
Raifort sauvage.	Armoracia rusticana Gaertn., B. Mey. et Scherb. (= Cochlearia armoracia L.).	Brassicaceae	Racine.	En l'état En poudre
Réglisse.	Glycyrrhiza glabra L.	Fabaceae	Partie souterraine.	En l'état En poudre Extrait sec aqueux
Reine-des-prés. Ulmaire.	Filipendula ulmaria (L.) Maxim. (= Spiraea ulmaria L.).	Rosaceae	Fleur, sommité fleurie.	En l'état
Romarin.	Rosmarinus officinalis L.	Lamiaceae	Feuille, sommité fleurie.	En l'état En poudre

Ronce.	Rubus sp.	Rosaceae	Feuille.	En l'état
Rose trémière. Passerose.	Alcea rosea L. (= Althaea rosea L.).	Malvaceae	Fleur.	En l'état
Rosier à roses pâles.	Rosa centifolia L.	Rosaceae	Bouton floral, pétale.	En l'état
Rosier de Damas.	Rosa damascena Mill.	Rosaceae	Bouton floral, pétale.	En l'état
Rosier de Pro-vins. Rosier à roses rouges.	Rosa gallica L.	Rosaceae	Bouton floral, pétale.	En l'état
Rosier sauvage. Voir Eglantier.				
Safran.	Crocus sativus L.	Iridaceae	Stigmate.	En l'état En poudre
Sarriette des jar-dins.	Satureja hortensis L.	Lamiaceae	Feuille, sommité fleurie.	En l'état En poudre
Sarriette des montagnes.	Satureja montana L.	Lamiaceae	Feuille, sommité fleurie.	En l'état En poudre
Sauge d'Espagne.	Salvia lavandulifolia Vahl.	Lamiaceae	Feuille, sommité fleurie.	En l'état En poudre
Sauge officinale.	Salvia officinalis L.	Lamiaceae	Feuille.	En l'état
Sauge sclarée. Sclarée toute-bonne.	Salvia sclarea L.	Lamiaceae	Feuille, sommité fleurie.	En l'état En poudre
Sauge trilobée.	Salvia fruticosa Mill. (= S. triloba L. f.).	Lamiaceae	Feuille.	En l'état En poudre
Seigle.	Secale cereale L.	Poaceae	Fruit, son.	En l'état En poudre
Serpolet. Thym serpolet.	Thymus serpyllum L. sensu latiore.	Lamiaceae	Feuille, sommité fleurie.	En l'état En poudre
Sterculia. Gomme Karaya. Gomme M'Bep. Gomme de Ster-culia.	Sterculia urens Roxb., S. tomentosa Guill. et Perr.	Sterculiaceae	Exsudation gom-meuse = gomme de Sterculia, gomme Karaya,	En l'état En poudre Extrait sec aqueux

			gomme M'Bep.	
Sureau noir.	Sambucus nigra L.	Caprifoliaceae	Fleur, fruit.	En l'état
Tamarinier de l'Inde.	Tamarindus indica L.	Fabaceae	Pulpe de fruit.	En l'état En poudre
Temoe-lawacq.	Curcuma xanthorrhiza Roxb.	Zingiberaceae	Rhizome.	En l'état
Thé du Paraguay. Voir Maté.				
Théier. Thé.	Camellia sinensis (L.) Kuntze (= C. thea Link) (= Thea sinensis (L.) Kuntze).	Theaceae	Feuille.	En l'état Extrait sec aqueux
Thym.	Thymus vulgaris L., T. zygis L.	Lamiaceae	Feuille, sommité fleurie.	En l'état En poudre
Thym serpolet. Voir Serpolet.				
Tilleul.	Tilia platyphyllos Scop., T. cordata Mill. (= T. ulmifolia Scop.) (= T. parvifolia Ehrh. ex Hoffm.) (= T. sylvestris Desf.), T. × vulgaris Heyne ou mélanges.	Tiliaceae	Aubier, inflorescence.	En l'état
Trèfle d'eau. Voir Ményanthe.				
Ulmaire. Voir Reine-des-prés.				
Verveine odorante.	Aloysia citrodora Palau (= Aloysia triphylla (L'Hérit.) Britt.) (= Lippia citriodora H.B.K.).	Verbenaceae	Feuille.	En l'état
Vigne rouge.	Vitis vinifera L.	Vitaceae	Feuille.	En l'état
Violette.	Viola calcarata L., V. lutea Huds., V. odorata L.	Violaceae	Fleur.	En l'état

Violette tricolore. Voir Pensée sauvage.				

FSC
www.fsc.org
MIX
Papier | Fördert
gute Waldnutzung
FSC® C083411

Kolibri 360 GmbH
Ferdinand-Jühlke-Straße 7
99095 Erfurt, Deutschland
produktsicherheit@kolibri360.de

Druck:
CPI Druckdienstleistungen GmbH
im Auftrag der
Kolibri 360 GmbH
Ferdinand-Jühlke-Str. 7
99095 Erfurt